任之堂悟道中医丛书

万病之源

任之堂解说不可
不知的养生误区

（第2版）

余　浩（任之堂主人）指导
曾培杰
陈创涛　著

全国百佳图书出版单位

中国中医药出版社

·北　京·

图书在版编目（CIP）数据

万病之源：任之堂解说不可不知的养生误区 / 曾培杰，
陈创涛著 . —2 版 . —北京：中国中医药出版社，2023.10
（任之堂悟道中医丛书）

ISBN 978 - 7 - 5132 - 8398 - 4

Ⅰ . ①万… Ⅱ . ①曾… ②陈… Ⅲ . ①养生（中医）—
基本知识 Ⅳ . ① R212

中国国家版本馆 CIP 数据核字（2023）第 183107 号

中国中医药出版社出版

北京经济技术开发区科创十三街 31 号院二区 8 号楼
邮政编码　100176
传真　010-64405721
三河市同力彩印有限公司印刷
各地新华书店经销

开本 710×1000　1/16　印张 17　字数 273 千字
2023 年 10 月第 2 版　2023 年 10 月第 1 次印刷
书号　ISBN 978 - 7 - 5132 - 8398 - 4

定价 68.00 元
网址　www.cptcm.com

服 务 热 线　010-64405510
购 书 热 线　010-89535836
维 权 打 假　010-64405753

微信服务号　zgzyycbs
微商城网址　https://kdt.im/LIdUGr
官 方 微 博　http://e.weibo.com/cptcm
天猫旗舰店网址　https://zgzyycbs.tmall.com

如有印装质量问题请与本社出版部联系（010-64405510）

　　学习中医不易，然而学好中医自有其关窍：一为熟读经典。读书百遍，其义自见。只有熟到将中医经典内化成自己的知识和思想，到临床时方能信手拈来，应用自如。二是早临床，多临床。只有通过临床实践才能体会中医如何认识疾病、如何治疗疾病、如何取效。三是多思考，多体悟。学习中医需要悟性。悟性为何？悟性是指对事物的感知力、思考力、洞察力，主要指对事物的理解能力和分析能力。悟性并非完全由先天禀赋所定，后天的培养也非常重要。怎样才能学好中医，开启学习中医的悟性？本套"任之堂悟道中医丛书"试图从经典、临床和思悟等几方面为大家打开思路，提供一点灵感和启迪。

　　余浩，网名任之堂主人，自幼随祖辈学医，后就读于湖北中医药大学（原湖北中医学院），毕业后扎根基层，访名师，参道学，将中国古典哲学融入中医理论之中，创立阴阳九针等新疗法，用于治疗各种疑难杂症，颇有心得。余浩在湖北十堰创立任之堂中医门诊部，每天坐诊看病，边临床，边带徒，教学相长，在多年的传统中医带教过程中，他和弟子将对中医的体悟、学习的收获记录成册，陆续出版了多本任之堂系列图书，受到广大读者的好评。此次我们选择其中的《任之堂医经心悟记——医门话头参究》《任之堂医理悟真记》《任之堂师徒问答录》《任之堂医案讲习录》《任之堂学药记——当民间中医遇到神农传人》《万病之源——任之堂解说不可不知的养生误区》六本著作进行修订再版，作为本套丛书的第一辑。

本套丛书的第二辑包括《任之堂临床中药心悟 1》《任之堂临床中药心悟 2》《任之堂古中医学启蒙》《任之堂道医脉法传真》《养生之本精气神——任之堂道医养生法》，此五本著作为首次出版，是任之堂主人余浩近年的最新力作。

希望本套丛书能够成为大家学习、体悟中医道路上的良师益友。

出版者

2023 年 9 月

　　每天来任之堂的患者，他们的病不少都是疑难杂症，而且是在全国各地求医无果的，这样的疾病往往都很难治。

　　余浩老师常对我们说，常规的路子对他们来说走不通，我们**要另辟蹊径，调气机升降，调脏腑，治疾病的因，而不是治疾病的果，不要被这些症状迷惑**了。同时也要治观念，这些人往往都有错误的养生习惯，要让他们从误区中走出来，而不仅仅是开方治病。

　　就这样，我们每天都可以看到老师一边帮患者诊病，一边告诉他们要忌些什么。

　　你不能吃水果了，越吃子宫越长肌瘤。

　　你不能再喝牛奶了，越喝你结石越重，越吃越拉肚子。

　　你不能吃鸡蛋了，越吃肝胆越堵，吃到你胆囊发炎、胆结石。

　　你不能吃下火药了，越吃越上火，到最后没火了。

　　你不能喝酒了，越喝肚子越大，喝到你长脂肪肝。

　　你不能晚上跳舞了，越跳身体越虚，越跳骨头越脆。

　　……

　　而患者听到大都会反问道，水果不是美容的吗？不是说上火发炎就用清热药吗……

　　于是老师不厌其烦地解释说，**水果生冷伤人阳气**，水果大都是寒凉的，很多水果都不是当季的，很多水果都含有残留农药，水果保存也要上药……

　　每天老师光在讲饮食养生禁忌上就花了大半的时间，每天都说得口干舌燥

1

的，每天都在重复着几乎同样的话题。

学生们都很不理解地说，老师，您就少说两句吧，他们听得进去就听，听不进去就不要再讲了，这样下去您也要累垮的。

老师笑着说，既然当医生，就要对每一个患者负责，要让他们知道生病的源头，这些致病原因往往都是人们觉得理所当然毫无问题的，而这些要让他们明白、接受就没那么容易了，所以我们要耐心地同他们解释。

你们想想，**偶尔吃一些水果，对身体影响不大，但如果天天吃，那要损耗多少阳气啊！而且很多东西，譬如牛奶、水果、鸡蛋、肉类，这些如果吃多了，人体气机就要受阻，肠道就会不通畅，不通畅就会积累毒素，这就是很多病的因啊。**

其实大家可以吃得更简单更朴素点的，青菜大米饭就够了，我现在每顿就吃一小碗饭，吃几口青菜，工作量也挺大的，但也不觉得缺乏什么营养，还照样脸色红润，精力旺盛。

养生不是要多加多少营养，不是用加法，而是要用减法，要减少消耗，减少摄入高营养高蛋白的东西，这样你身体的气机才能流通起来，你的血液才会干净，你的神志才能清明，你的身体才能健康。

听着老师略带沙哑的声音，看着老师天天为了患者苦口婆心地说着，有时常常在患者的反问和诘难下，还是耐着心性为患者释疑，为了什么？为的就是让患者能走出这些养生的误区，摆脱错误的观念，因为如果一直误下去，就意味着他们的病不可能从根本上治好。

老师说，许多大众都以为是对的养生观念，我们通过中医的辨证，通过近年来大量的临床验证，发现这些时兴的观念大都有问题，会造成很多时代病。这些观念很多已经是深入人心了，但我们还是要尽最大努力告诉大家，争取让更多的人明白什么才是正确的养生观。

有一天，当老师看完患者时，叹了口气道，这样讲下去，能够劝导的仅仅是少数患者而已，绝大部分人还是生活在错误的观念的指导之下。就算是有最好的中医中药，但是这万病之源未除，病根就始终还在。看来，我们是需要把这些东西总结出来，公之于世，让更多人能看到。

老师的心始终牵挂着患者，希望他们都能够健康快乐地活着，这就是老师对患者的态度，而直到前段时间我们才深切体会到。

那一天老师跟我们讲医者父母心的道理。他说，生过小孩的人都知道，小孩子刚刚出生，每天二十四小时都得照看着，喂奶、换尿片、睡觉、盖被子等，时刻都要看护着，等到两三岁时就可以放宽点，但也不能离开父母的视线，怕走丢，或掉进水里，接触危险物什么的，也要时刻提防着，后来到孩子去幼儿园、小学……最后长大成人、工作……

父母陪着孩子走过大半辈子，给予他们成长的资源，同时也把自己一生的经验教训传授给他们，让他们能明辨是非，克服困难。

医生与患者也是这个关系，医者父母心，医生对待患者，就要像父母对待子女一样，不但要拉他们一把，而且还要告诉他们养生的准则，生病的根源，这样才能治好病，才能做个合格的医生。

那天老师用自己的亲身体会给我们讲医者的态度，那便是父母心啊，从此以后，我们对待患者的态度就真正地变了。

老师说，患者过来找你，不仅仅是来治病的，更是要搞清楚他们为何得病，医生有责任、有义务告诉他们，这也是我们要办健康咨询活动、写养生误区的原因所在。

当时百二河旁边翠绿的柳树正迎风摇摆着，老师站在河岸上，指着河水说道，我们只是这时间长河的一滴水而已。你看黄帝、岐伯、扁鹊、张仲景、孙思邈，到近代的张锡纯、刘渡舟，还有刚刚仙逝的李可老中医，都是令人崇敬的，他们已经走了，而我们也会离开这个世界。

老师问我们，医生能陪患者走多远呢？

我们沉思了一下说，您不是时常告诉我们，医生只是帮患者度过一个坎而已，只是帮患者修理一下，调整一下方向盘，我们能陪他们的时间极短。

老师点头说，我们能陪患者走的路确实极短，但是我们要通过我们正确的养生理念让他们之后走得更健康更远，而不是让患者依赖医生，只知治病，不知防病。

老师手中拈了条柳枝说，就像这柳枝一样，一岁一枯荣，我们的生命是逃脱不出这时间的规律的，留不住，带不走，那我们能留下些什么呢？

我们望着那柳条，想到那句话"手中甘露常遍洒"，这洒的不是什么不死药，洒的是智慧水啊！

老师接着说，对，是智慧，是精神，是文化，是正确的养生观，就像这柳条，象征着绿色，春天，温暖，一股生生之气，而我们医生就是要让我们的精神化成一股春风，吹遍大江南北。

老师的一番话，点醒了我们，一直以来我们始终是钻研医术，忘了思考这万病之源，忘了生病的因，我们老是扑在这果上，而患者也是这样疲于奔命。于是患者就越来越依赖医生，希望医生能治根，而医生也以为有病治病，理所当然，但为什么患者的病老是治不好、治不完呢？

患者不断地换医生、医院，而医生、医院也不断地换思路、换设备，但病始终还在，有些还越来越严重，越来越难缠，这是为什么呢？

是养生误区，是观念错误。

老师说，**养生误区、偏见远远比无知更可怕，当你的观念错误就可能让你一直错下去，离健康越来越远**。就算是再高明的医生，再好的医院，再先进的设备、药物都没有用。就像你想美容，就拼命吃水果，越吃脸色越苍白，吃到手脚冰凉，吃到脾胃虚寒，吃到脸上长痤疮，吃到子宫长肌瘤……

但你却始终不明白，原来你一直坚持的东西，就是你的——**万病之源，就是"你所不知道的养生误"**啊！

柳树依然迎风摇曳着，老师凝视着前面的百二河，仿佛这一切的一切都已经融入时间的长河之中。

看着老师那宽厚的肩膀，他手中依然拈着那根柳枝，迎着太阳，闪闪发光。

我们脑中突然闪过一句话：

医生能陪你走多远？

我们希望是，一千年，一万年！

陈创涛

2013年10月18日

善于思考者，从生活中的小事就能得到很多人生的启发。

富康小区宿舍里，以前住的人还不是很多，只有我们跟王蒋，所以做饭简单，洗菜池很通畅，没有什么异味杂味。

后来人渐渐多起来了，宝松、向辉他们也纷纷住进来，这下富康小区的宿舍成了一个大家庭。大家庭有大家庭的特点，就是热闹了些。

大家轮流做菜，宝松的厨艺相当不错，但他有个特点就是大大咧咧，什么饭渣、菜叶都会往洗菜池倒，虽然洗菜池有一个过滤的网，但由于下面管道比较细，即便是一些细小的菜叶渣、饭粒，越来越多地堵在那里时，也渐渐出现了问题。

果然，不多久洗菜池开始泛一些恶气臭气，同时伴随着池子下水没有以前那么快了，一倒水进去，要过好一会儿才能流干净，就好像一个人嘴巴里有了口臭，吃饭容易打饱嗝，得了胃肠炎，东西吃得很慢，消化得很辛苦一样。

大家也没怎么特别在意，既然有些臭味杂味嘛，那就多放一些洗洁精，多上一些洗衣粉，这样洗手池周围的污垢看似被清理了，也没有那么恶臭了，于是也就不以为意。

可好景不长，那些细菌病毒腐败物，虽然被洗涤剂洗去一部分，但洗菜池下面狭长的管道，因为菜叶阻塞，残羹剩饭壅堵，这梗塞没有彻底通开，不久恶臭杂味再次泛上来。当我们想用同样的办法清洁，却开始不管用了，因为洗菜池下水相当缓慢，没几天居然彻底堵死了，即使再多洗洁精、除臭剂倒进去，它也下不去了，而且连清水都不能通下去，这时问题就大了，大家才开始警惕起来。

宝松拍拍胸脯说，没事没事。大家都说，怎么会没事呢？水池堵了，房东如果知道，会很生气的，他租房子给我们时，反复强调说，残羹剩饭莫往菜池里倒，垃圾千万不要倒进厕所里，因为这房子是二十年前的老房子了，当时的设计管道并不粗，很容易塞住。

大家当时并没有重视，这回居然彻底塞死了，该怎么办呢？

宝松便去找来细长的竹子，把洗手池的盖子打开来，然后用竹子从上往下捅啊捅，边捅边往里面倒一些溶解腐败物的清洁液。原来这家伙有经验，以前他也吃过这样的亏，那些残羹剩菜塞住池子，他在家里也是用这办法。

刚开始我们也不以为然，就这样能捅得开？毕竟堵得那样厉害，而宝松却坚持认为没问题，看他捅得大汗淋漓，像是很有经验的老手一样，果然不到半个小时，他终于把管道里面的堵塞捅开了，池子刷的一下子快速往下通水，恶臭之气立即消失。现在把水往菜池里面倒，迅速就漏下去，一滴不留，跟我们刚住进这富康小区来时一模一样，洗菜池又恢复了昔日的通透。

在经历过这件事后，大家马上达成共识，以后不许在洗菜池里丢残羹剩菜，残羹剩菜要丢进垃圾桶里。洗菜池的恶臭壅堵，不在洗洁剂，不在竹杖，洗洁剂跟竹杖都是治堵的手段办法，而在根源上不往里面丢垃圾才是预防之道。果然，这卫生的常识一旦形成，洗菜池至今都没有再堵塞、发恶臭过。

这就是正确的认识观念，往往比有效的治疗手段更重要的道理。

老师更是善于运用日常生活中的小事来譬喻疾病。比如有个司机有嚼口香糖的习惯，平时老爱头痛，口臭，颈椎不利索，他一坐在在诊台前，说起话来，臭味熏人。

老师问他，口臭多久了。

他说，臭了几年了，我来这里不是要治口臭的，我这颈椎跟头部不舒服，我是来治颈椎跟头部的，口臭是小问题。

老师笑着说，虽然口臭是小问题，但它反映的却是五脏失调，五脏失调可不是小问题。

他疑惑地问，那我怎么失调了呢？

老师说，你口臭，脉象右关部上亢，不但有咽炎、食管炎，还有胃炎、肠炎，整个消化道都有阻滞，降得不好。肠胃以降为和，它降下不好，就犯上作乱，什么嗳气、反酸、口臭都来了。这些臭气往上冲，冲到头就头晕头痛，冲到颈部，颈部能舒服吗？在我们看来，你这个就是一个浊阴不降引起的问题。

于是老师给他开通肠六药，加上葛根汤，降浊以升清，通腑以缓急。果然五剂药后，他回来复诊，说头痛、颈僵好了七八成，可以不用嚼口香糖了，嘴一点不臭，我们在跟他问答之间已经闻不到那股味道了。

他高兴地说，这种感觉，几年以来，从未有过。

可一个多月后，他再次来复诊，原来老毛病又犯了，口臭、头痛、颈僵。

他问老师，怎么办？

老师说，不是你问我怎么办，是你应该问你自己怎么办。疾病是要靠医生，但健康却要靠自己。你这口泛臭、头痛，看似是马桶的问题，其实是下水道出了问题，下水道堵住，只要把下水道通开，什么问题都解决。可通开后，你又不懂得马桶使用守则，又往里面乱丢东西，不久再次堵上。难不成要天天请个通马桶的师父到你家里吗？你不应该只想到怎么去请医生帮你打通肠道，更应该去思考我的肠道为什么会阻滞不通，**医生只是个修理工，你才是身体的真正使用者**。平时是不是海鲜、鸡蛋、大鱼大肉吃多了？是不是高营养的东西吃多了？

他点了点头说，是啊，我就喜欢这些东西。

老师笑着跟他说，喜欢这些东西，就是喜欢上了疾病。胡吃海塞，现在是小问题，将来却可能是大问题，你必须要少荤多素，保持肠道通畅，这样才是养生保健之道。

他这次终于听进去了，在吃了几剂药后，很快恢复了健康，从此也就很少再到任之堂来了。

老师常说，帮患者治病要怎么拔根？就是要带他走出养生的误区，走出疾病的阴影。凡事都有一个根源，尤其是疾病，因为有这样那样的误区，才有源源不断的疾病。

老师说，世界上没有断根的药，只有断根的方法，就是把误区纠正过来，你不往里面丢垃圾，他不堵住了，通透了，病痛就日日减少。这病还是自家生，最彻底的防病治疗手段，还得从自身来找。

《黄帝内经》上说，上工治未病。而这治未病，并不单是医生的问题，更是患者的问题，不走进养生误区，怎么会有疾病的烦恼呢？ 这种观念一旦树立后，人稍有病痛，便会从自身找原因去调整，而不会一下子就迷信抗生素、激素，也不会依赖大量的草药，因为他会反求诸己。著名的医圣张仲景在《伤寒论》中就是这样教大家反求诸己的，他说，一个人在伤寒初起时，四肢才刚刚觉得重滞难受，就要先去导引吐纳，出出汗，疏通疏通经络，不要令孔窍闭塞，这样疾病很快就会好。

看，最善于用汤药的医圣，他也不是建议患者，一有小问题就去吃大量的药，而是先去找出问题根源所在。若是经络孔窍不通畅了，去导引吐纳运动保健；因为饮食不节引起的疾病，他说，要忌生冷、黏滑、肉面、五辛、酒酪、臭恶等物。特别是后者，你远离了这些东西，就像是让洗菜池远离了残羹剩饭，让马桶远离了各类垃圾泥沙，这样它怎么可能壅堵呢？既然不可能壅堵，又怎么会发出恶臭呢？

看来，在源源不断的疾病面前，我们需要的不仅是各种治疗手段，需要更多的是觉悟，对健康与疾病、养生与保健各类知识的正确认识。**正知正见，才能引导人走向健康。**大部分疾病都是由于错误的认知引起的，治病不单要靠汤药针灸，更要靠正确的观念，观念对了，误区纠正了，疾病才能得到根治，这也是老师好几年前，就准备写养生误区的初衷。

患者反复地患病，实在太苦了。老师**不忍患者苦，不忍医道衰，是故于此中，缘起大悲心。**于是鼓励我们务必要写好养生误区，靠医药只能救一时一人的病，传播正确观念的书籍，却能够普救大众一生一世的病。

曾培杰
2013年10月18日

目录

01 工作太忙，闲时锻炼 ⋯⋯⋯⋯⋯⋯⋯⋯⋯ 1
锻炼就是身体的磨刀石 / 吹毛用了急需磨

02 一天锻炼，顶上一周 ⋯⋯⋯⋯⋯⋯⋯⋯⋯ 3
运动过度也伤身 / 贵在坚持

03 起个大早，锻炼身体 ⋯⋯⋯⋯⋯⋯⋯⋯⋯ 5
早起锻炼要"必待日光" / 四季起居要有时

04 晚上锻炼，跑步跳舞 ⋯⋯⋯⋯⋯⋯⋯⋯⋯ 7
昼练养阳，夜练伤阳 / 养生锻炼要顺乎自然

05 坚持冬泳，有益健康 ⋯⋯⋯⋯⋯⋯⋯⋯⋯ 9
排艾烤背治腰痛 / 阳气不够，不宜游泳 / 风雨寒湿，该避就避

06 忙忙碌碌，操劳过度 ⋯⋯⋯⋯⋯⋯⋯⋯⋯ 12
心要恒静，身要常劳 / 只知有劳，不知有逸 / 王心荡，王禄尽 /
老住持的养生秘诀

07 精力充沛，不知劳累 ⋯⋯⋯⋯⋯⋯⋯⋯⋯ 15
养生更需要护短 / 人要懂得休息放松 / 生病起于过用

08 身体瘦弱，不干体活 ⋯⋯⋯⋯⋯⋯⋯⋯⋯ 18
人身如房 / 扫地与擦桌，皆可去病魔

09 晚上熬夜，白天补睡 ⋯⋯⋯⋯⋯⋯⋯⋯⋯ 21
熬夜赚钱，亏本买卖 / 一日不睡，十日不醒 / 晚上熬夜，如鱼缺水 /
按时睡眠，养生良药

10 晚上微醉，正好入睡 ⋯⋯⋯⋯⋯⋯⋯⋯⋯ 25
冷酒常饮，中风手抖 / 《红楼梦》里的酒文化 / 自饮长生酒，逍遥谁得知

11 吃饭说话，又看手机 ⋯⋯⋯⋯⋯⋯⋯⋯⋯ 28
食不言，食不视 / 胃炎的三点建议 / 吃饭说话、看手机与上越脉

1

12 散步说话，睡前聊天 ·················· 31
散步说话也是个误区 / 《遵生八笺》中的散步法 / 《老老恒言》里的寝不语 /
男女话多导致的疾病

13 怒火吵嘴，对身无害 ·················· 35
夫妻双双得癌症 / 怒则气上 / 《戒怒歌》

14 人在江湖，身不由己 ·················· 38
一单生意一场酒 / 自己才是身体的主人

15 江山易改，本性难移 ·················· 40
杯子与池塘的胸怀 / 六尺巷的故事

16 谈到养生，老了再说 ·················· 43
拿命赚钱，拿钱买命 / 人要有时刻养生防病的意识

17 退休不作，应该享受 ·················· 46
肠心脑综合征 / 人越干活，活得越精神 / 吃多少做多少都有一个平衡 /
一日不作，一日不食

18 饮食健康，必然健康 ·················· 50
健康长寿的枝末 / 没有一个健康长寿者是懒汉

19 宁可穿少，也要吃好 ·················· 52
吃素的利益 / 由海水富营养化想到的 / 孩子为啥爱闹不听话 / 开一道疾病之门 /
穰岁多病，饥年少疾

20 早餐没吃，晚餐吃饱 ·················· 57
三餐与三高 / 饮食之患

21 身体要好，补药勿少 ·················· 59
尚补成风危害多 / 应季蔬菜最好吃 / 平淡之极乃为神奇

22 酒醉饭饱，那才叫好 ·················· 61
饱食大饮，多得痔疮 / 肥肉厚酒，烂肠之物

23 鸡蛋牛奶，强壮民族 ·················· 64
中药管一时，清淡管一世 / 大脑消耗能量的百分之七八十 /
神清则心火自降，欲少则肾水自生

24 增强体质，营养运动 ·················· 67
能消化的才叫营养 / 粥油润肌肤，滋阴胜熟地 / 大动，小动，微动 /
营养运动要把握度

25 山楂减肥，绿茶瘦身 ·· 70
茶叶寒凉，体虚慎服 / 减肥茶的由来 / 南水北调，互通有无 / 两组减肥茶

26 饭菜不咸，干活没劲 ·· 73
五味过食容易导致脏腑失调 / 餐馆老板的苦恼 / 三个现象

27 辣椒宣散，活血美容 ·· 76
精神过亢之人不适合吃辣椒 / 湿疹可用杏苏五皮饮

28 饭后水果，帮助消化 ·· 78
饭后水果腹泻案 / 饭后水果心慌案 / 炉中添火与雪上加霜

29 大便秘结，上火困扰 ·· 80
便秘论虚实，方向要正确 / 冬天的笔芯，因寒而凝

30 咽喉肿痛，清热解毒 ·· 82
虚火慎用凉药 / 找到疾病的根源

31 慢性咽炎，多用含片 ·· 84
咽炎含片多伤脾 / 凉药久服，大损阳气

32 口腔溃疡，虚火上扰 ·· 86
口腔溃疡如火山口 / 唱歌运动发郁热 / 运动可健脾，疏肝歌一曲

33 眼睛干涩，眼药治疗 ·· 89
枸杞菊花茶与眼药水 / 只见树木，不见森林

34 面生痤疮，就是上火 ·· 92
治痤疮用养心活血通脉法 / 治痤疮在治心 / 人脸如花

35 身体烦热，冷饮降温 ·· 95
冰爽的代价 / 为什么中午不能浇菜 / 零食养病，主食养命 / 脏腑的哀嚎 /
当烧杯遇到冷水时 / 谁在残害我们的幼苗

36 身体怕冷，饮酒取暖 ·· 100
酒越饮越冷 / 由手电筒想到的 / 爬山、扫地、搓手皆可取暖 / 莫向外求 /

37 身体汗出，空调电扇 ·· 104
生活细节是疾病的起因 / 为寒湿大开方便之门 / 猛刹车的启示

38 鼻流清涕，过敏所致 ·· 107
鼻炎与正气 / 雾遇冷为露，鼻受凉为涕 / 阳气输送达脑的三条路线 /
离照当空，阴霾自散

39　腿脚抽筋，多吃钙片·······························110
抽筋的专病专方 / 阳虚跟寒湿会引起抽筋 / 寒湿抽筋，温阳除湿

40　头发脱落，赶快补肾·······························112
脱发也分虚实 / 根源就在饮食

41　头发枯黄，染拉吹卷·······························114
发如树苗，宜顺性而为 / 抚摸动物看头发

42　脸上长斑，面膜美容·······························116
脸上长斑，五脏相关 / 雨水阳光，春暖花开 / 斑色暗红，松土达木

43　化妆美甲，妆扮人生·······························120
好妆扮之人多郁病 / 搓药泥的感悟 / 欢颜比美艳更重要

44　精神不好，茶来醒脑·······························123
挑灯火，添灯油 / 花早发者必早谢

45　人常叹息，只知疏肝·······························126
陈旧去，新水生 / 膻中气不足，肝胆郁不舒

46　牙痛牙肿，拔牙钻孔·······························128
重用骨碎补，满口牙疼止 / 牙龈出血用竹茹 / 不能牙痛就拔牙 /
薄荷辛凉解表，透发牙痛郁热 / 牙痛四药与叩齿功

47　脚汗脚臭，敛汗除臭·······························132
臭汗为身体自救排浊 / 防水鞋与布底鞋

48　精满则溢，自然现象·······························135
精满不思淫，神满不思睡 / 堤坝越高，蓄水越多 / 警犬的嗅觉

49　贫血缺钙，补血补钙·······························138
贫血与杯子之喻 / 血脉与针线之喻

50　脾虚要补，人参白术·······························141
心有千千结，肠道不通畅 / 要想富，先修路

51　心脏不好，丹参片好·······························145
丹参片之忌 / 保心丸也分温凉

52　不孕不育，大补腰肾·······························147
桂枝汤合逍遥散治不育 / 疏肝宁心胜补肾 / 养精种子，开闸放水

53　瘀血体质，活血化瘀·······························150
气虚是因，血瘀是果 / 添水拌粥法 / 阳气足，血脉通

54 小儿感冒，体虚要补 ·········· 153
小儿两大病机 / 《红楼梦》中的饥饿法 / 食复与损谷

55 小儿厌食，山楂消食 ·········· 156
桂枝汤强心阳 / 冰冻断人种

56 小儿咳嗽，止咳化痰 ·········· 158
咳嗽是身体的自救反应 / 从整体治咳嗽

57 小儿体弱，营养不良 ·········· 160
药房里的兰花 / 耕田种地悟养生

58 白带异常，需要消炎 ·········· 163
要改变潮湿的环境 / 从源头上治理

59 女人痛经，正常现象 ·········· 166
足寒伤心，民怨伤君 / 痛经避寒凉，姜枣参汤好

60 乳腺增生，没啥问题 ·········· 169
四小不可轻 / 乳三药牡蛎、橘叶、丝瓜络 / 计较是贫穷的开始

61 痛风难好，尿酸过高 ·········· 172
痛风脚肿，扶正拍打 / 尿酸高背后的真正原因——五脏失调

62 消渴治疗，滋阴降火 ·········· 175
冬天土干裂，阳虚口干渴 / 苍术羌活茶，泡水止消渴 / 三消关键在中焦脾胃

63 一种疾病，一种药物 ·········· 178
中医是整体观 / 治病就是治其首脑 / 中药跟西药不冲突

64 放大疾病，吓倒自己 ·········· 180
不把疾病挂心头 / 智者的教诲 / 松树的启发

65 一有病痛，马上吃药 ·········· 182
姜枣茶，感冒方 / 一种错误的习惯导致一种疾病 / 以志帅气，以静制动

66 有病熬熬，不忙治疗 ·········· 186
古怪疾病，皆从气得之 / 感动的泪水

67 看病服药，不看医嘱 ·········· 189
另类的医嘱 / 镰刀生锈之喻 / 不服药得中医

68 看看片子，开开药方 ·········· 191
四诊合参很重要 / 中医看病要见到人 / 医生看病不是猜病，更不是在赌博

69　夏天出汗，不宜吃药 ·················· 194
　用药如用兵，有病贵早治 / 要顺应节气来治病

70　患了胃痛，不吃中药 ·················· 196
　心痛欲死，速觅元胡 / 香砂六君子，培土以生金 / 半夏泻心，寒热并用

71　病情复杂，药量要大 ·················· 198
　日咳三焦火，夜咳肺间寒 / 用药如狙击，一枪一个准

72　药要喝饱，才能起效 ·················· 200
　药汤过量，肠胃乃伤 / 汤药需一定浓度方能起效

73　OTC安全，随便服用 ·················· 202
　中药是因人而治 / 非处方药也须辨证

74　中成药丸，只治小病 ·················· 204
　小药丸见大功效 / 妙治胸闷 / 凭脉辨证用成药

75　不辨证候，吃中成药（一） ·················· 206
　小柴胡颗粒加午时茶冲剂 / 脏腑是根本，病痛是标

76　不辨证候，吃中成药（二） ·················· 208
　小柴胡升肝脾，霍胆丸降胆胃 / 提壶揭盖法

77　开点好药，病根拔掉 ·················· 210
　六腑通畅才是大补 / 好药不在价高 / 同仁堂与康熙的传说

78　疾病疑难，全靠医生 ·················· 213
　中医不是在看人的病，而是在看病的人 / 治病与修车 / 郭玉的四难治

79　身体病重，活不长命 ·················· 217
　锄头使用寿命在人 / 寿自宽心来 / 松寿千年，人寿百岁

80　生病吃药，不戒房劳 ·················· 221
　延年益寿美容方 / 年老壮阳，枯柴点火 / 房劳六忌

81　手到病除，交给医生 ·················· 224
　湿性趋下，易袭阴位 / 神奇的吊痧拍打法 / 自己当自己的医生

82　疾病太多，要多吃药 ·················· 228
　被药打垮 / 无挂无碍病痛少 / 脚底按摩，诸病立减 / 少思虑，勤走动

83　大病初愈，营养莫少 ·················· 232
　炉烟虽熄，灰中有火 / 老农的种树养鱼经验 / 疾病以减食为汤药 / 饮食六忌

84 **拍打按摩，畏苦畏痛** ·· 237

手麻拍打良 / 直面疾病，勇对疼痛 / 苍术、羌活激发彪悍之气

85 **祖传秘方，包治百病** ·· 240

祖传秘方多古方 / 激素有效，粉饰太平

86 **旅游看病，一举两得** ·· 243

心中逐二兔，一兔不可得 / 莫让旅游劳复病 / 养病如养花 / 奕秋教棋的故事

后记：生活的忠告 ··· 247

01 | 工作太忙，闲时锻炼

🔥 锻炼就是身体的磨刀石

在任之堂每天看到很多患者，他们气机不通畅，周身疲劳，老师最常跟他们说的一句话就是：要多到户外锻炼，少待在居室里上网聊天。很多患者都会回答说，工作太忙了，根本没时间锻炼，等到假期空闲时再锻炼吧。

老师通常会说，你们看是工作重要还是健康重要。锻炼不是有没有时间的问题，而是观念的问题。有锻炼的观念，就算是上下班走楼梯，少坐电梯，在家里做饭炒菜打扫卫生，少下馆子吃饭，饭后多散步，少玩手机上网，这些都是在锻炼。不是说非得上健身房去锻炼。

所以说一个人会不会主动去锻炼，就看他对自己的身体是不是真的重视。在任之堂，大家经常跟老师入山采药，或者跟周师傅在药房剪药。大家都知道砍穿破石和松节的斧子磨得越锋利，砍起这些药材来就越不费劲，剪当归跟石菖蒲的剪刀磨得越锋利，剪药时就越得心应手。磨刀石就是为了让斧头剪刀锋利而创造的，而运动锻炼不就是身体的磨刀石吗？朋友们，你身体这把刀有没有经常去磨呢？

🔥 吹毛用了急需磨

记得禅门有句开悟的诗说**"吹毛用了急需磨"**。这句话很多人看了都不理解，但一解释就恍然大悟。吹毛就是指古代最锋利的宝剑，只要把毛发放在剑锋上轻轻吹口气就断了，说明这剑非常锋利。然而，就算是这么锋利的宝剑在用过之后都需要去磨，好好保养，它才可以保持锋利。

我们现在很多人的身体，还没到吹毛宝剑那么锋利的状态，也没有经常去锻炼磨炼，所以工作上经常烦恼阻力多，身体上也常有不舒服。其实，一个人他再怎么聪明能干，到最后决定他事业大小的还是身体。聪明才智就像锋利的剑刃一样，要保持这剑刃的锋利就在于经常锻炼。

　　　　莫道工作忙，锻炼脑后抛，
　　　　砍柴若要快，不可少磨刀。

02 | 一天锻炼，顶上一周

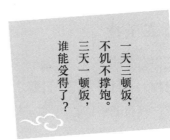

一天三顿饭，不饥不撑饱。三天一顿饭，谁能受得了？

🍶 运动过度也伤身

所谓枪不磨不亮，人不练不壮。现在很多人都知道身体锻炼的重要性，但却有些锻炼不得法。

患者说，大夫，我也常去爬山锻炼，每周定期一次大爬山，爬上一整天，怎么身体还是很疲劳？老师说，爬山不是这样爬的，锻炼也不是这样锻炼的，盲目的爬山锻炼还不如不去呢，就像你吃饭吃饱吃撑了，还不如饿着好，凡事有个度，过犹不及啊。

患者疑惑道，那爬山也不是，不爬山也不是。

老师说，你一顿饭，把三天的食物吃完，然后再三天不吃饭，你会好受吗？运动锻炼也是这样，不是叫你一天把一个星期的运动锻炼都做完。

患者听后，若有所思，是啊，暴饮暴食会伤了肠胃。

《黄帝内经》说，饮食自倍，肠胃乃伤。而过度运动同样会伤到五脏六腑、经络血脉，《黄帝内经》中有五劳七伤的说法，其中有一条，叫做"**强力举重则伤肾**"。

一周工作下来身体就已经疲劳了，到山里是去放松，而不是勉强当成任务一样锻炼身体。超过了身体的承受能力，锻炼带给身体的就不再是健康了。就像运动员过度锻炼反而劳伤，给脏腑筋骨带来疾病。也好比弹簧，平时不拉的时候，就让它收缩在那里生锈、僵硬，一拉的时候又猛拉把它拉过度，结果拉到不能够收回来。

现在很多人的思想都是这样，他们工作时可以一个月不怎么锻炼身体，甚至熬夜喝酒，任身体生锈，一到节假日有机会到外面去旅游，就想好好把一个月的运动量都补回来。可惜的是，身体并不是机器。老师说，即使是机器，你放在那里不用了，突然又把它用到极致，肯定也不耐用。

贵在坚持

记得有个成语叫"一曝十寒"，出自《孟子》一书。《孟子》说，**虽有天下易生之物，一日暴之，十日寒之，未有能生者也**。我们可以这样理解，虽然父母给了你健康的身体，可你一天锻炼了，然后十天就不去管它，这样也不可能维持健康啊！

这句话其实是孟子用来劝齐王的，希望齐王治理国家要有恒心，听了善言后，就要坚持去执行。如果不能坚持，就像天下即便有生命力很强的生物，但你把它放在阳光下晒一天，然后再放在阴寒的角落里冷落它十天，到最后它也活不下来。孟子说，我跟大王在一起的时候，发现大王就有了从善之心，但我一离开，大王的善心很快又动摇了，大部分时间都在听信谗言，这样怎么能够把一个国家治理好呢。

中医有句话叫做**"理身如理国，用药如用兵"**，国家的治理与身体的保养一样，不能一日做了就放手十日不管。武学上有句话叫做"一日不练十日空"，同样的，一日练过度了，十日也恢复不过来。所以说锻炼身体，要把它当成像吃饭睡觉那么平常来看，每天需要做一点，不急不躁，那么身体就没有不好的了。

> 一天三顿饭，不饥不撑饱。
> 三天一顿饭，谁能受得了？
> 爬山与运动，虽对身心好。
> 贵在去坚持，循序渐进好。

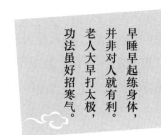

早睡早起练身体，并非对人就有利。老人大早打太极，功法虽好招寒气。

03 | 起个大早，锻炼身体

早起锻炼要"必待日光"

有个老奶奶，看到有老人聚在一处练太极，于是便打算跟他们一起练。但这些老人们练太极安排的时间都是早上五点到六点，天还灰蒙蒙的，他们集合在一起把音乐一放，在瑟瑟的凉风中，穿着薄薄的功夫服，就开始练了起来。

当老师打开药房门时，正是七点多，而老奶奶也正一手提着太极剑，一手提着早已买好的菜，跟老师说她的功也练完了，菜也买好了。

老师跟她说，锻炼要讲时间，《黄帝内经》曰，**必待日光**。特别是秋冬两季，不是说起得越早锻炼，对身体越好。如果太阳都还没出来，在凉风中打太极，那不是锻炼身体，反而是在找病受。

老人家脾气也犟得很，一般都听不进去，结果没过几个月，浑身关节就痛，痛得根本没法再起来锻炼。

于是她再找老师调治时，老师花了足足一个多月才把她调过来，老师说，这是风湿入骨，非常难治，以后要慎风寒，不能再那么早起来练功了。山上很多道长，他们也练功，他们练得更厉害，一样得风湿。

老人家从此才不敢冒着一大早的凉风雨露去练功了。

四季起居要有时

练功不是什么时候都可以练，必须要避开大风大雨，大寒大暑。太阳还没出来时，空气也没那么好，而从健康角度来说，也不适合太早练功。

早睡早起一直是深入人心的观念，小学课本里也提到早起的鸟儿有虫吃，农村里的老人也常说，**早起一朝扒个陇，早起三朝胜个工，早起一年胜个冬。**早睡可以，但早起呢？

老师说，最好能按照《黄帝内经》"四气调神大论"中说的原则来安排作息时间。

《黄帝内经》说，**春天夏天最好是夜卧早起，秋天可以早卧早起，但冬天一定要早卧晚起，而且一定要等到太阳出来才起床。**并称这种养生为春夏养阳，秋冬养阴。还说，从阴阳则生，逆之则死。从之则治，逆之则乱。

这是说，顺从这四季的起居规律，人就生命健康，如果违逆了，身体气机自然就不畅。何况老年人，阳气虚衰，腠理不密，更容易感受风寒。一旦受凉，身体就更不舒服了。可见，打太极，练八段锦，慢跑锻炼，这些对人体很好的锻炼活动，也要讲时间。不注重顺其自然去锻炼，就会做负功。身体没练好，反落下疾病，得不偿失啊！

> 早睡早起练身体，并非对人就有利。
> 老人大早打太极，功法虽好招寒气。
> 数月下来邪入里，反而落下风湿痹。
> 早起还须待阳光，顺其自然养身体。

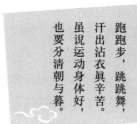

跑跑步，跳跳舞，汗出沾衣真辛苦。虽说运动身体好，也要分清朝与暮。

04 | 晚上锻炼，跑步跳舞

昼练养阳，夜练伤阳

生命在于运动，没有运动就没有生命。运动这么重要，很多人也意识到这点，但他们觉得白天要工作没时间，只有晚上饭后才有些时间，这样就把运动锻炼安排在晚上，要么跑跑步，要么跳跳舞。

有个陕西的患者过来看病，他退休后，每天晚上都到球场去跑步跳舞，两年下来，身体不但没有强壮起来，反而失眠头晕，血压也偏高。而让他没想到的是，他一来到任之堂，老师就跟他说，你这身体需要运动锻炼。

他惊讶地说，我每天都运动锻炼，这两三年来都没有停过。

老师又问他，那你都什么时候运动呢？

他说，晚上啊。老师说，白天锻炼是养阳气，晚上锻炼是伤阳气。晚上连小鸟都知道藏在林子里，晚上运动违反自然规律，不仅收不到锻炼效果，还会伤身子。

他听了更惊讶了，说晚上我们小区里面有很多老人都出来运动锻炼，也没见谁不好，这怎么解释呢？

老师说，他们现在没什么，时间一久身体就会扛不住了，中医认为一天也分为四季，白天是生发的，像春夏一样。《黄帝内经》说**"春夏养阳，秋冬养阴"**。白天可以运动可以出汗，这样顺自然之性，可以养自然发生的阳气，晚上却是收藏的，像秋冬一样要养阴，要静坐，要安宁。

🐦 养生锻炼要顺乎自然

以前十堰有一群老人，他们每天晚上成群结队沿着河道跑步锻炼，想不到一个月都没坚持下来，很多老年人都病倒了，最后也就不再晚上出来跑步了。这是因为晚上精气神都处于内收、收藏状态，你再把它们发越、调动出来，就会使筋肉充血，脏腑亏虚，人就会越来越没劲，提不起神。老年人本身脏腑精神就不足，哪能经得起这般折腾。

《黄帝内经》曰，故阳气者，一日而主外，平旦人气升，日中而阳气隆，日夕而阳气已虚，气门乃闭。是故暮而收拒，无扰筋骨，无见雾露，反此三时，形乃困薄。

可见主张晚上不运动，不扰动筋骨，不汗出伤阳，几千年前的《黄帝内经》早就这样讲过了。晚上百鸟归巢，精气神内敛，阳气收藏，毛孔内闭，这时再拉筋练骨、跑步跳舞就是背道而驰。所以说与其晚上锻炼伤身体，还不如不锻炼。

《黄帝内经》主张晚上少锻炼，还主张白天不要睡懒觉，常言道，日出而作，日入而息，这也是中国传统中最顺应自然的运动养生观。随着太阳的升降，身体的阳气也在升降。

老师常说，顺其性就能养其真，我们要顺大自然天地之性，来养一己之真，就可以健康长寿。白天主动，运动以养阳，就是顺其性，夜晚主静，安静以养阴，就是养其真，这样顺乎自然，不懒惰不熬夜，何愁身体不健康？

跑跑步，跳跳舞，汗出沾衣真辛苦。
虽说运动身体好，也要分清朝与暮。
心绞痛，类风湿，为何越加不舒服？
原来晚练扰筋骨，再好运动不如无。

05 | 坚持冬泳，有益健康

🔥 排艾烤背治腰痛

药房附近有个老爷子跟老师关系挺好的，以前常来老师药房，他听人说，坚持去冬泳有益身体健康，于是想约老师一起去水库里游泳。

老师说，人年老了火本来就少，在水里待久了对身体不好，还是别去了吧。

老爷子说，身体不锻炼才会害病，越锻炼越好。你看几十个人在水库里面游，他们身体多强壮啊！

老师说，还是别去吧。老爷子笑笑，也没把老师的劝告当一回事，去游了一周后，来找老师，老师帮他摸一下脉，又说，你身体体质还不错，就是腰肾弱一些，建议别去游泳了。

老爷子也没当回事。又过了一个月，却苦闷着脸，捂着腰来找老师。原来他因为腰椎间盘突出已经住了十天的医院，出院时，腰部还很沉重酸痛，整个背部都很紧，他来找老师看有没有办法。

老师看了后说，西医说的腰椎间盘突出那是有形的，医院可以帮你解除，但你周身还不舒服，是因为受了无形的寒气，背部膀胱经督脉的气血都瘀滞了。有形的东西，西医可以治，这无形的寒湿之气，却没办法。

结果，老师也没给老爷子用药，而是当天就给老爷子排艾灸，把五六根艾条用大夹子，夹成像竹排一样，同时点燃，叫老爷子把衣服脱了，然后对着背就帮他烤，烤到背部都出水了。隔了很近，老爷子都还不知道痛，反而觉得很舒服。

一排艾条烤完后，老爷子露出笑脸说，整个肩背、腰部都松了不痛了。

老师叫老爷子再过来烤两次就好了，又劝老爷子别去游泳了。

老爷子说，不用你说了，我都没打算再去游泳了。

后来老爷子腰痛也没有再发过，游泳也没有去了。

老师这里用艾火烤背，是排艾法，专治寒湿腰痛。

老师说，像这种寒湿极重的腰痛，你用一两根艾条，力量远远不够，必须用排艾——加强版艾灸法，这对腰痛效果非常好，比附子来得还快。如果我们再用蕲艾的话，那效果就彻底了。

蕲艾，灸之则透三阴，而逐一切寒湿，转肃杀之气为融合。

阳气不够，不宜游泳

学生问，既然不可以冬泳，那夏泳可不可以？

老师说，水都是克火的，不管是凉水还是热水，都能够灭火，所以不论冬泳、夏泳，对于身体心脏阳气不够的人来说，都不适合。年轻体壮的人，偶尔去去可以，但中老年人，心脏功能没那么强了，就不能去了。轻的得风湿，重的得风湿性心脏病。想要锻炼强身，却练出一身病来，这不值啊！

学生又问，为什么那些军人，风里来雨里去，把身体练得很强壮。

老师说，在我这里看病的一些军人，他们很多都有风湿，而且风湿还不轻。军人们长期锻炼，抗寒能力看起来强了一些，但谁能保证身体一直强呢？总有弱的时候。

比如说今晚熬夜了，上网过度，或者同房，遗精，然后第二天你又不当一回事去锻炼，结果风雨寒湿，通通都乘虚而入。正气一伤，这些邪气都隐伏在那里，平时看起来抵抗力很好，一病起来却不得了。所以最好还是莫坚持冬泳。

风雨寒湿，该避就避

老师说，以前叫你们去观察蚂蚁，观察大雁，你们去看了没有？

学生们说，有啊。

老师说，有没有看出一些门道来，为何蚂蚁下雨的时候，它就要搬家，而不是把巢筑高呢？因为自然规律，风雨寒暑，该避就避。我们相对于整个宇宙来说，也如蚂蚁一般。

所以中医养生不主张对抗自然锻炼，而主张顺其自然养生。冬天该封藏的时候就封藏，河水都结冰了，鱼都躲起来了，你还把冰打开来，跳进去游泳。《黄帝内经》说"**逆其根，则伐其本，坏其真矣**"，又说"**故阴阳四时者，万物之终始也，死生之本也，逆之则灾害生，从之则苛疾不起，是谓得道**"，又说"**惟圣人从之，故身无奇病，万物不失，生气不竭**"。

学生问，从之就是顺其性？

老师笑着说，没错，是顺大自然之性，就像候鸟一样，冬天就要飞到南方去，而不是留在北方，展开翅膀，呼哧呼哧地锻炼抗寒。它如果不飞到南方去，就会被冻死。人也一样，不知道保暖，特别是冬天，被冻坏了都不知道。一得病发现是大病，却也查不出原因。所以你们要多去观察大自然，这些花花草草，虫虫鸟鸟，它们都知道顺自然规律而生。

> 坚持去冬泳，腰部病得凶。
>
> 艾条排排烤，才算止住痛。
>
> 医嘱便听从，从此不冬泳。
>
> 膀胱经脉通，周身少病痛。
>
> 观天看大雁，观地看蚁虫。
>
> 都知避风雨，皆晓过暖冬。
>
> 人是万物灵，更要会变通。
>
> 顺性养生法，病痛不加重。

忙忙碌碌，
操劳过度

🕯 心要恒静，身要常劳

有个偏头痛的患者，当他还是一个普通职工时，没有头痛过，直到做到部门经理，管销售以后，就开始有偏头痛了。什么止痛片、正天丸都吃过，中药、西药都只能管一阵子。

老师摸他脉说，你还有胃病，肠道也不好，不是光头痛那么简单。

他说，是啊！我经常吃胃药。

老师说，你这胃病不是靠吃药能好的。

他说，我也知道，整天忙忙碌碌，操劳过度了。公司的事多，我的病是忙出来的。

老师说，你只说对了一半，**人到中年万事忙**，为何有人处理得好没病，还人却忙得头晕脑转，忙坏了身子？

他回答说，每人面对的压力不同吧，以前我压力小，处理得好，现在压力大，每天处理的事情多，自己都忙不过来，乱糟糟的。

老师说，静在内心，不在外面环境。你看我每天从早忙到晚，一天早上看四五十个患者，比你更忙吧。

他点头默认。

老师说，但我们松紧有度，下午会去适当爬爬山，种种地，劳劳筋骨，出出汗。你这脉象左关部弦紧，右关部郁，偏缓。弦紧是你心中的事多，静不下来，郁缓是你身体没有得到很好的体力锻炼。与其说你是操劳过度，倒不如说你并没有充分地劳其筋骨。人要保持健康要求心要静，而身要动。这样即便是忙忙碌碌，身体也会很好。现在的人反过来了，身体没得到充分的体能锻炼，心却跟着时代潮流转，妄念一个接一个，这就是病态。

他听后，感触很大，说来看中医，不单是来吃药，还教人修行练身。

老师给他开半夏泻心汤加柴胡、白芍、川芎。才服三剂药，头痛胃胀都好了。

老师说，我们并不按头痛的思路来治，而是调他的脾胃。半夏泻心能调右关濡缓郁，柴胡、白芍调左关弦细，川芎乃头痛不离之药也。这样患者左关得到柔缓，肝气能疏泄条达，右关寒热调和，其郁自散。

🎻 只知有劳，不知有逸

《景岳全书》上说，**惟安闲柔脆之辈，而苦竭心力，斯为害矣**。这是说那些身体上过于安逸的人，但又在心理上过于操劳，这是养生最大的弊害啊！现在很多人只知道有劳，而不知道有逸，他们只知道操劳伤身子，却不知道安逸对身体也是巨大的损伤。

老师常打比喻说，一辆汽车买来，放在一旁不开，十年八年，它也变成废铁一堆。人们都知道去养车、洗车，对身外之物如此看重，为什么不知道保养身体，到大自然里去呼吸新鲜空气呢？

那些养宠物的人都知道，养小白鼠时，要放一个车轮在里面，小白鼠会去踩轮子，这样就不会因为过度安逸，而把身体吃坏。如果把轮子撤掉，这些小白鼠，会越吃越肥壅，还会精神焦躁，互相咬啮相残，身体因得不到充分的锻炼，饮食不化，最终会因为安逸，而把身子搞垮。

🎻 王心荡，王禄尽

《黄帝内经》说，**心者，君主之官，心动，则五脏六腑皆摇**。可见外界外象皆可动摇，唯独此心不可轻易动摇，**太阳不动摇，八大行星才能各行其道；地球不动摇，世界万物才能和谐生长；人心不动摇，身体才能百节通调，社会才能和谐发展**。

《左传》上有个例子，话说一个诸侯王，他对夫人说，我最近心乱如麻，安定不下来，他的夫人很了不起地说了一句富有预见性的智慧之言：

王心荡，王禄尽矣！

13

这是说，大王，如果你心中都动荡不安的话，那么你所拥有的一切福禄寿，也都会消失。果然没过多久，这诸侯王就去世了。

老住持的养生秘诀

老师说，你们别以为保持身体健康，跟学习中医，还有待人处事是完全不相干的事，其实它们都是一回事。你要是能把这里面的东西弄通了，身体也好了，心性也平和了，学习也上去了。

学生问，怎么能够把调身体跟学中医统一在一起呢？

老师说，你们可以多去读古代的禅案，那里面就有方法。

有个寺庙里的老住持，每天上上下下，要打理全寺庙的事，老住持吃得不多，却精神矍铄。

学僧们都问老住持，有何修养之法？

老住持说，**终日俗物缠身，终日逍遥法外**。

学僧们豁然开朗，这修学就是这样，**心安如大地，身动若流水**，每天要出坡跑堂，都是在做很多俗事，但每天的心却安在道上，即便是在万般俗事当中，也能保持心头的清凉，这就是劳身静心的养生修学之道。如果说，忙忙碌碌会操劳过度伤了身子，那是因为他还没掌握劳身逸心的方法。

> 忙忙碌碌凌乱，操劳过度不断。
>
> 若知劳身逸心，才能活得安然。
>
> 最怕心中动乱，身体安逸偷懒。
>
> 如是百无一利，终将身心摧残。
>
> 但见宠物老鼠，能把车轮常转。
>
> 再去参参禅案，住持事忙心安。
>
> 仰观茫茫宇宙，太阳何曾乱窜。
>
> 九大行星飞转，各行其道不乱。
>
> 俯察我们地球，地心不能动乱。
>
> 万物生长无患，欣欣向荣好看。
>
> 人体亦如这般，心静身动常安。
>
> 成就事业简单，养生保健不难。

07 | 精力充沛，不知劳累

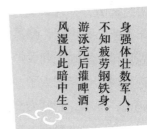

身强体壮数军人，
不知疲劳钢铁身。
游泳完后灌啤酒，
风湿从此暗中生。

养生更需要护短

有个退伍军人过来看病，他并没穿军装。

老师把完脉后说，你有风湿，以前是不是当过兵。

他很吃惊地回答说，一直都在部队里，几十年都很少生病，这两年退伍后，经常腰酸背痛。

老师说，腰酸为肾虚之渐也，你要少劳累，多休息。

他说，我精力充沛，都不知道劳累，跑步十公里也不当一回事。

老师说，那你平时游泳吗？

他说，夏天经常游泳。

旁边陪他来的同伴还说，游完泳后，还要灌两瓶冰啤酒。

老师说，这就是病根，你精力充沛，不知劳累，不是好事。过度的运动，还不如不运动。当兵的人很多意志坚强，能扛着，其实身体已经跟不上了。所谓的钢铁的意志钢铁兵，要发挥身体的长处，这是好事，但你也要看到身体的短板。

在部队里，你是发挥特长，勇猛能干。但在平常生活中，却要知道照顾自己短处，养生更需要护短。你再充沛的精血，也经不住不知疲倦的消耗。再强壮的身体，也抵不住冰冻啤酒的长期摧残。这腰酸痛就是身体亏虚的信号了，以后要注意调整生活习惯。年轻时能做的事，年老未必适合。

🎐 人要懂得休息放松

还有一个老阿婆，自从得闻佛法后，常常法喜充满，天天都对着电脑看大德法师的讲经说法，一天要看八到十个小时，真是精进勇猛，不知疲倦。

可半年下来，眼也花，膝盖骨也不利索，来找老师，老师只给她开了几剂养筋汤就恢复过来。她还向老师介绍佛法的好处，述说听经闻法的殊胜光荣。

老师跟她说，你年纪大了，不能这样，弄坏了身体，佛也不愿意啊。

老奶奶说，没事，我精力充沛，不知劳累。

老师说，你记忆力减退，应该适可而止。

老奶奶说，因为老了，记忆力不行，才要反复地看。

老师说，佛讲四大皆空，学佛不应学出负担来，而应通过学佛减压减负。这人啊，脑中有无数的信息，你天天地把外面的东西往里面装，即使是善知识，也会成为包袱，就像电脑的硬盘内存，你安装越多东西，拷贝越多数据进去，主机就运行得越慢，最后死机了。人就那一个大脑，你把里面塞得满满的，海量的信息啊。即便都是有用的，也会将身体搞坏。

老奶奶听了，才略有所悟。

老师说，学佛就是拿自己的身体当道场，身安而后道隆，你不知劳累，这精神很好，很精进，但由于过度劳伤身子，反而不是在进步啊。就像开车一样，为什么开长途车的，总要停下来歇歇呢？一个给车缓一口气，一个也让人缓一口气。不然的话，车子搞坏一次，人搞伤一次，你再去修车修人，反而影响了整个大局。这人呐，不管是干什么，学什么，第一关键就是要懂得休息。不懂得休息放松，就不懂得工作成长。不知道劳累，纯靠意志扛着，最终会累坏身子。

🎐 生病起于过用

又有一个武馆的小伙子过来，他是膝关节练伤了，腰也弄伤了。

老师问他，你站桩蹲马步，一次要多久？

小伙子说，一个小时啊，早上天还没亮就要开始练。

老师给他开了膝三药、腰四药，这小伙子腰膝关节劳损就逐渐好转，他又带武馆其他练武练伤的人来任之堂。

老师跟他们说，你们练武是为了什么呢？

他们说，为了身体健康强壮啊。

老师说，为了身体健康，就不应该蛮干，得循序渐进，慢慢来，有不少练武的人，反而得了肝癌、心脏病，他们的内伤比一般人还要重，这是练过度的表现。

什么东西都讲究一个度，**过犹不及**。马步不要蹲太低，练的时间和强度要因人而异，你们都按那个标准搞，都把身体搞坏了。我见很多老年人学太极没学好，反而把关节练伤了。这拳术本来就是用来健身的，年轻人自逞精力充沛，不知劳累，也不懂得什么叫做五劳七伤，所以有些人还在健身房里面猝死。

现在过劳死都已经成为时代热门话题了。人们都知道要防肿瘤癌症，谈之色变，却不知道去防疲劳过度。毕竟得肿瘤的人，相对要少很多，而长期疲劳过度的人，满社会都是。何况肿瘤也是多年积劳所致，患者都在怕这个疾病的结果，却没有去重视这个起病的原因。

《黄帝内经》上说，**春秋冬夏，四时阴阳，生病起于过用，此为常也**。人如果不过用，身心是很难生病的。即使偶有不舒服，也很容易治好。如果是长期过用了，这种病，就不是一时半刻能够调得过来的。

身强体壮数军人，不知疲劳钢铁身。
游泳完后灌啤酒，风湿从此暗中生。
阿婆学佛心真诚，日看碟片如弦绷。
眼花腿麻筋骨疼，才知劳累久伤身。
小伙练武为强身，标准站桩要较真。
不知循序渐进法，即便太极也伤人。
发挥优势事业成，固护短板叫养生。
身安道业才隆盛，岂可过度费精神。

08 | 身体瘦弱，不干体活

别为身体瘦，逃避体力活。正因不去做，体质才更弱。

🔥 人身如房

患者：大夫，我这么瘦能不能帮我增肥？

老师：瘦人要增肥，先要胃口好。

患者：我胃口不错，就是怎么吃都不长肉。

老师：身体要强壮，一个就是要多锻炼，另外一个要少劳损，这叫开源节流，你一整天都做了些什么？

患者：我的工作就是在电脑前处理数据。

老师：你少阴脉亢盛，每天都劳神费气，过用心脑了，你这个瘦，要多干体力活，少想事，心宽自然体胖。

患者：干体力活能长壮？

老师：为什么不能？脾主四肢，通过锻炼四肢可以增强脾脏功能，脾又主肌肉，脾功能增强了，身体就容易长肉，这是相互的。

患者：我怕干体力活太重，伤了身子，我只要一运动就上气不接下气，出汗很多，所以我都不敢去运动。

老师：适当地出汗对身体有利无害，中风的患者如果不爱运动，身体会瘫痪得更快。

患者：大夫，那我现在身体怎么样？

老师：你的身体就像十年八年的老房子一样，布满尘垢，气色都不通透，你需要把窗户汗孔打开，让陈腐之气排出体外，这些恶气不去，生机就不来，不然再过几年，你就会得大病的，**你想一想，如果买一辆宝马，放在车库十年**

八年不开，它就会变成一堆废铁。

患者：但干体力活太累了，我从小就很少干。

老师：就是因为你少干才觉得累，少干身体才长不壮，干体力活对于懒惰的人来说有千般借口不去做。

对于勤奋、爱护身体的人来说，他只有一个理由，就是只要对身体好，我就去做。你要是下定决心了，趁现在还年轻，干几年体力活，身体早不是现在这个样子了。

人这身体，你一年不干两年不干，经络血脉就像久不疏通的河道一样，淤泥越来越多，流量越来越小，河道越来越窄，经脉里的气血越来越少，人的精气神就越来越不好。本来你今年能够扛个五十斤的，明年就变成只能扛四十斤，后年就变成三十斤了。

所以我说，不爱运动就是慢性自杀，健康的人都爱运动，而且努力去运动，生病的人都在逃避运动，而且有千般借口不运动，这样就进入恶性循环了，身体越不动，疾病越重，疾病越重，越不想活动，如此在这个怪圈里出不来，人就是自己把自己的身体弄坏的。

✎ 扫地与擦桌，皆可去病魔

患者：那我做什么体力活好呢？我的工作都没有体力活。

老师：你只要用心去找，都会有，扫地、擦桌子是体力活，买菜、做饭也是体力活，散步、爬楼梯也是，这锻炼运动跟生活是统一的，不要把它们分开来，不要认为干家务就不是在锻炼。

患者点点头，老师再帮患者摸脉，说，这个脉很典型，寸关尺左右六部脉皆郁。

寸脉郁，头颈不利，久对电脑的人都是僵的。

关脉郁，整个上肢、胸胁部缺乏舒张，肝郁脾滞，郁闷爱叹息。每天坐在电脑旁几个小时，出去外面，必坐车，这筋骨都没拉开来，所以走起路来脚很沉重。

老师叫我们去参悟郁脉是怎么形成的，如果知道怎么形成的，就知道怎么去治了，百病皆不出此法。《吕氏春秋》曰，**流水不腐，户枢不蠹，动也。形气亦然，形不动则精不流，精不流则气郁。**

这是说水流动了就不腐臭，门经常开阖，就不容易被虫蛀，这是运动的好处，身体形气也一样，常运动就能使气血上下流通，获得健康，不常运动人体的精微物质就会郁滞不通，最后生病。

所以老师说，现在为什么那么多人爱生病，亚健康，这不爱运动就是很重要的原因。不爱运动也是郁脉形成的根本原因，我们用药就是让它上下气机对流起来，解除郁滞，**不患郁之不解，而患郁之复来。**不患病之不可去，而患运动锻炼的习惯没有养成。

用药来解郁并不难，难的是帮患者解开后，他又不爱活动锻炼，老待在电脑电视旁空想，不久又重新形成郁脉。

所以华佗在创五禽戏时说道，**人体欲得劳动，但不当使极耳。动摇则谷气得消，血脉流通，病不得生。**可见运动干活才是消除郁脉的长久之法。

古人云：体有不适，起一禽之戏，怡然汗出，病气若失。导引运动之法，得微汗出，就等于中药解表。所谓诸症当先解表，善治者治皮毛，既然得病了，没有人规定治病非得用药物，药可解表，运动也可解表，天天微汗，不就等于天天解除表邪吗？何病之有？

> 别为身体瘦，逃避体力活。
> 正因不去做，体质才更弱。
> 别为用脑多，不干体力活。
> 这都是借口，无心去琢磨。
> 扫地与擦桌，皆可去病魔。
> 身体本不错，只因太懒惰。

09 | 晚上熬夜，白天补睡

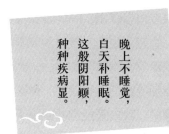

晚上不睡觉，白天补睡眠。这般阴阳颠，种种疾病显。

熬夜赚钱，亏本买卖

十堰当地有个开麻将馆的妇女，四十来岁，脸上长了很多斑，皱纹也比较多，头发也经常脱落。

她来问老师说，有没有治脱发的药？

老师说，头发长出来要靠睡觉，药不能代替睡觉。

她说，我晚上熬了夜，但我白天都补睡回来了，每天都有九个小时的睡眠，不缺少啊。

老师说，没有这么简单的，颠倒黑白，就是颠倒阴阳，颠倒阴阳，阴阳就会不调和，不调和就会生病，白天本来该醒着的，你却去睡觉，晚上本来该睡觉的，你却醒着不睡，这样折腾不了多久，你月经就全乱了。

她说，我现在都没月经了。

老师说，才四十多一点，卵巢就早衰，这都是熬夜熬出来的，你里面都亏空了，外面头发能不脱吗？听我的话，不要开麻将馆了，把麻将馆卖掉，把健康找回来。你现在赚再多钱，也是在亏本。

她听了老师的话，晚上试着早点睡，把麻将馆交给别人看，这样身体才慢慢恢复过来。

一日不睡，十日不醒

我们问老师，为何现在任之堂的生发丸那么多人要，很多人都有不同程度的脱发？

老师说，这是时代造就的，熬夜是脱发的一大原因。到了十一点多还不睡，就会大耗肝血，肝藏血，发为血之余，晚上睡好觉，才是最好的生发丸，没睡好觉吃再多的生发丸都白搭。很多女性，你们看她脸上长很多皱纹跟斑，平时脱发也很严重，一问她，不是因为平时焦虑过度，就是因为熬夜太多。

一些妇女生完小孩过后，不同程度都得了失眠。有一位女性患者，产后乳少，不论怎么用催乳的办法，乳汁仍然不足。

老师给她把完脉后说，你这个很简单，就是心静不下来，没睡好觉。

她说，我白天把觉补回来了，晚上孩子闹没法睡。

老师说，白天不能补晚上的觉，民间叫**一日不睡，十日不醒**，你只要一天没睡好，接下来好多天精神都不足。没那精气神，怎么会有乳汁呢？

然后老师给她开了酸枣仁、夜交藤之类安神静气的药，让她好好睡几觉，果然乳汁就多了起来。

可见在通乳方里面加上助睡眠的药，就能加强它通乳的效果，因为乳汁它得有来源，没有来源它怎么通都出不来，晚上睡觉就是最大的来源，因为白天属阳，晚上属阴。《黄帝内经》说，**人卧则血归于肝，精藏于肾。凡精血这些阴性物质都需要在晚上造出来。**

我们没有看到有哪个常熬夜的人，脸色还能保持红润的，不是萎黄就是苍白，怎么打扮化妆都掩盖不了。所以说，想通过白天补睡觉来挽回晚上熬夜的损失，这也是不可能的。伤了就是伤了。

🖤 晚上熬夜，如鱼缺水

又有一个年轻小伙子，很瘦，想要增肥，脸上都没啥血色，他的工作就是晚上在工厂里看场地。他人总是烦躁得很，手心掌心也发烫，按他的话说，就是他得了焦躁综合征，整天神经都兴奋得很，绷得紧紧的，所以人长不胖，都暗耗掉了。

老师说，你赶紧换个工作，颠倒昼夜，就要付出健康的代价。你一个月才多少工资，叫你把身体卖给老板，一千万你都不肯干，为什么却要为了赚那点钱，而长期损伤自己身体呢？这样不是变相地把自己的健康卖给老板吗？

小伙子问，为什么我老觉得很烦很躁？

老师说，你晚上觉都没睡好，阴分伤得厉害，阳气得不到濡养，它就会焦躁。你心中有一团火气，《黄帝内经》叫，**冬不藏精，春必病温**。人体的秋冬天就是晚上，春夏天就是白天。晚上熬夜耗伤气血，不能很好地收藏，那么白天人体就会很温热，很烦热，就像没水的池塘中的鱼一样，水越少，鱼越烦躁焦虑得乱跳。

我们听了后，就明白为什么会阴虚火旺，熬夜的人心特别烦热，特别躁，原来道理都在这里。本来气血晚上要藏的却藏不了，所以白天才显得心浮气躁。就像一个人没有本钱没有技术，却去闯荡江湖一样，心中自然急躁得很。当他资本充足时，他自然信心底气很足，不会烦躁焦虑。

🍐 按时睡眠，养生良药

中医治病，很多时候是帮患者真正找出病根子，比单纯用药更重要，用药是挽回损失，找出病根，把熬夜的习惯调过来，却是根除疾病。

《黄帝内经》说，**阴阳四时者，万物之终始也，死生之本也，逆之则灾害生，从之则苛疾不起，是谓得道……从阴阳则生，逆之则死，从之则治，逆之则乱。**

我们如果以白天黑夜来分阴阳的话，颠倒昼夜，就是逆阴阳，逆阴阳，周身气机没有不混乱的。按时作息，就是顺阴阳。顺阴阳，身体就很好调治了。逆阴阳的患者，烦恼灾害源源不断，顺阴阳的患者，疾病都很少。

所以古人非常重视起居有常，睡眠劳作必须有规律，而且要符合天地的道。白天劳作，夜晚休息。可见按时睡眠，其实更是一味良药。善养生者，没有不把睡眠当做头等大事来抓的。

故曰：**善摄生者，卧起有四时之早晚，兴居有至和之常制。**

> 晚上不睡觉，白天补睡眠。
>
> 这般阴阳颠，种种疾病显。
>
> 发脱在额前，长斑在颜面。
>
> 卵巢早衰了，皱纹爬上脸。
>
> 生完娃子后，夜晚少睡眠。
>
> 乳汁日日减，化生没来源。

只有把神安，好好睡眠先。

乳汁能生化，自然如涌泉。

上夜班青年，烦热每一天。

晚上精不藏，白天阳不敛。

如同少水鱼，焦躁总不减。

要想它安静，除非池水全。

补水不靠药，补水靠睡眠。

睡好精神足，最是美容颜。

10 晚上微醉，正好入睡

晚上微微醉，
正好能入睡。
凉酒不烫热，
动风方追悔。

🍶 冷酒常饮，中风手抖

有个女性患者才五十岁，就中风了，脚不利索，手还发抖。

老师叫她伸出舌头，舌头都会颤抖，便说，看，这就是风象。风性主动，在人体属肝，能够摇动肢节。

喝了几次的汤药，手抖是好些了，患者就想知道，怎么还不算太老就中风了？

老师问她，平时是不是老爱生气，有没有饮酒的习惯？

患者说，倒没有经常生气，但晚上喜欢喝几杯小酒。

老师问她，为什么要喝小酒呢？

她说，晚上半醉，刚好入睡。

我们问她，那酒有没有烫热来喝？

她摇头说，哪有那个闲心。

老师说，以后要把酒戒了，喝冷酒最容易生痰湿，你早上起来，觉得痰老吐得不干净，这些痰堵在经络里手就抖，堵在脑里就脑梗。

患者以前谁劝她少喝酒都劝不了，这回经过中风后，也算是在生死关头走了一遭，没有怎么特别劝她，她自动就不再饮酒了。

老师说，如果世人都有这觉悟，那可以免多少灾病，可他们总是在得了大病后，才反思过失，痛加悔改。真是与其病后才服药，不如病前先预防。

为何饮冷酒会生痰湿，还会动风呢？这是因为饮酒，特别是晚上饮酒，身体阳气本来就收藏，不足以把酒性炼化，酒气凝结在脏腑里面，壅堵经络更厉害。

♨ 《红楼梦》里的酒文化

《红楼梦》里有很多关于传统饮食文化的描述，其中就有酒文化，而曹雪芹对饮酒也有深入的研究。曹雪芹生性爱饮酒，喝酒时，他讲究要先把酒烫一下，也不暴饮。他是反对直接喝冷酒的。《红楼梦》里有个情节，贾宝玉只爱喝冷酒，旁人就劝说道，这可使不得，吃了冷酒，写字手打颤儿。

这可是经验之谈，经常有患者来任之堂，挂号写名字时，写到手都在打颤。我们一问，很多人都有饮冷酒的习惯。

这凡是手打颤的，就不能喝酒，更何况是冷酒呢？这打颤就是动风的先兆。酒烫热了，还会好一点。

我们看，冷的为何更容易动风？大自然秋冬天凉冷，万物都会收缩打颤。我们迎立在寒冬中，也会不自觉地打寒颤。

曹雪芹借宝钗的口补充道，宝兄弟，亏你每日杂学旁收的，难道就不知道酒性最热，要热吃下去，发散得最快。要冷吃下去，便凝结在内，拿五脏去暖它，岂不受害，从此还不改了呢，快别吃那冷的了。

《红楼梦》里，宝玉认为言之有理，便马上放下冷酒，叫人烫了再来饮。

原来这酒性它是热的，但酒体却是湿冷的黏滞的。如果冷饮就要消耗五脏阳气去温暖它，常常冷饮的人，五脏阳气就会衰少。

看很多饮酒的人，到后来都是一副疲倦、懒散、少气的形象，人们称之为酒鬼，这是他们身体脏腑已经运化不了酒的缘故。

♨ 自饮长生酒，逍遥谁得知

老师说，现在人都不讲究了，不但暴饮而且还要把酒冰镇着来喝，这是在戕伐自己的阳气，还有什么能比这个伤身体更快的呢？

谈到饮酒，这里顺便提一下，中医里头饮酒的讲究，第一就是量要少，量少活气血，量大乱性情。

第二就是要烫热了饮，冷酒伤阳气，郁滞经络，生痰湿。烫热了，可以减轻酒的弊端。

第三就是传统道门饮酒的秘法，即千口一杯饮，此五字也是道门修炼的不传之秘。古人会保养的，喝酒时，绝不是牛饮暴饮，而是一小口一小口地抿。

他们形容饮完一杯酒，要花一千口，不是说真要饮到一千口，而是饮越多口，吞越多唾沫进去，酒性能够炼化得更加透。这千口，已经不局限在饮酒了，而是在饮舌下的唾液，古人叫玉泉甘露，长生酒。这可是生命的源头啊。

吕洞宾《百字铭》上提到"**自饮长生酒，逍遥谁得知**"，就是这道理。

我们想一下，为何燕窝那么贵重，那是燕的唾沫积成。而人体自有最上等的"燕窝"，就是人口腔中的金津玉液。人如果能使津液常吞，时而咽之，对身体极有好处。分为无数口把酒喝完，那喝进去的金津玉液比酒还多，这些金津玉液，借着酒之力，便是通行五脏六腑，灌溉经络百骸。"**在心化血，在肝明目，在脾养神，在肺助气，在肾生精。**"

所以说，会饮酒的人，他不是饮外面酿的酒，而是饮自己的长生酒，即便是喝水，一杯也分为多口饮下，吞下跟水一样多的唾沫，那你每天就等于在吃"燕窝"。这人身自有大药，谁解其中妙啊！

> 晚上微微醉，正好能入睡。
> 凉酒不烫热，动风方追悔。
> 五脏阳气亏，双手颤巍巍。
> 痰饮生脾胃，又能去怪谁。
> 道门服食法，酒不可贪味。
> 量小温热饮，千口吞唾水。

吃饭爱说话，
又爱看手机。
养成习惯了，
以为没啥事。

11 | 吃饭说话，又看手机

🍲 食不言，食不视

中国人现在都习惯于边吃饭边看手机或电视，甚至在饭桌上高谈阔论，他们以为这是很平常的事，并且说，很多问题，都可以在饭桌上解决。

其实，健康的问题，很多也是在饭桌上产生的，当然也可以从饭桌上解决，就是要反其道而行。把吃饭说话看手机或电视的误区打破，养成食不言、食不视的习惯。

广州有个开车的司机，他经常到外面出货，每天要接很多电话，经常边吃饭边打电话，甚至一边吃饭，一边跟朋友聊天。

有一次他觉得胁肋有些胀痛，便到医院检查，医生问他平时是不是容易反酸打呃，胃部一吃多一点就胀。他点了点头，医院检查的结果是胆汁反流性胃炎，伴胆囊壁毛糙。

他不想吃西药，想让老师给他开中药，他说他从小到大很少吃西药，一吃西药胃就不舒服，想先用中药调调。老师就给他开了温胆汤原方，温胆汤不仅是降胆的，它更能够降胃肠，不管你是胆汁反流性胃炎，还是胆汁反流性食管炎，不管你是反酸打呃还是胃胀，只要胃脉关部郁滞，上逆不降，这温胆汤下去都管用。

患者吃完三剂药，胁肋不胀，也不反酸打呃了，认为这中药太神奇了。

🍲 胃炎的三点建议

可一个月后，他又火大地来反映说，老毛病又犯了，该怎么办？

农村有句俗话叫做，翻病没翻药。意思是你老毛病再犯后，用同样的药，效果就没那么好，这时我们就跟他说，一次两次犯病用药可以调，但是平时老爱犯的慢性疾病，大都跟平时的生活习性分不开。

你要记住几点，你身体就会好得彻底些，他问是哪几点呢？

我们跟他说，一个是食不言，第二个是食不视，第三个是食不过饱，好吃不多吃。

他犹豫了一下说，这三个都是我最不容易做到的。

我们跟他说，你的胆汁反流性胃炎，就是生活细节没有注意好犯的。你这些最不容易做到的，你把它改过来后，身体就容易恢复得快。一个身处病苦之中的人，只要逆改劣习，就是在瓦解病因。

他听完后，采纳了我们的建议，吃饭的时候少说话，晚上吃饭时也不开电视，不开电脑，尽量吃到七分饱。

一个星期后，他又打电话来说，你这几招真灵，我没吃药，也没有再犯过病，我要把这方法告诉其他朋友，现在我家里都养成这习惯了，以前吃饭时间一定是边吃饭边看新闻的，而且还要全家人在那里讨论一天的事，现在都通通放在吃饭后再讲。这样我们都觉得胃很舒服。

这又是一个没有通过服药却利用调整饮食习惯而让身体健康的案例。其实这种良好的饮食习惯，并不是我们创造的，早在中国古代，就认为吃饭时说话是不健康的，所以孔子主张"食不言，寝不语"。

❀ 吃饭说话、看手机与上越脉

为什么食不言对身体健康有那么多的好处呢？原来你吃饭时安心吃饭，没有说话，这时食物就会通过你的专心致志，细嚼慢咽，顺畅地降到胃肠去，彻底消化吸收。

但是如果你吃饭时，一边往嘴里塞东西，一边说话、看手机或电视，胃肠消化道原本需要保持充血状态，要调动大量的气血，去分解消化吸收食物，但你一说话，一看电视，就通过嘴巴跟眼睛来同胃肠道抢气血，这样使得本来该流向胃肠道的气血，更多地流向了眼睛，流向了脑袋，流向了嘴巴。气血就形成一个上越上调的势，在人体脉象上就表现为上越脉。

上越脉的意义就是胃肠消化道降不下来，久而久之，食物搁在胃里，不能很好地通降，胃就开始不和了。因为胃以降为和，你不让它顺降下来，它就不舒服。就开始胀痛、反酸、嗳气，进一步就变为浅表性胃炎，糜烂性胃炎，甚至严重的会变成胃癌。

越忽视饮食上的误区，越不去纠正，这疾病发展的趋势就越难以扭转。我们发现，那些能够治好自己病的人，大都是可以在日常生活中改劣习，纠正各种养生误区的。

> 吃饭爱说话，又爱看手机。
> 养成习惯了，以为没啥事。
> 自从胃胀后，反酸不舒适。
> 三剂温胆汤，随手把病治。
> 不久病复发，问这是为何？
> 吃饭不安静，总是看手机。
> 气血该养胃，却被调走了。
> 这样消化差，怎会不复发？
> 从此食不言，增长了见识。
> 不药把病治，推广他人知。

12 | 散步说话，
     睡前聊天

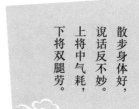

散步身体好，
说话反不妙。
上将中气耗，
下将双腿劳。

🍶 散步说话也是个误区

有一次浙江过来一批患者，他们一起跟老师去爬山。有几个患者特爱说话，一路上边爬边谈天论地。最后这几个患者最累，其他说话少的患者越爬越精神，而这几个总是不断说话的患者，越爬越觉得腿脚沉重跟不上。

同样的活动量，为什么会差别那么大，而且都是年轻人，身体正是朝气蓬勃的时候，难不成未老先衰了？他们纷纷不解地问老师。

老师跟他们说，运动散步爬山，不能多说话，你本身神就聚在脚下，要看好路，而说话又把气血往大脑嘴巴往上面调，这样上下在争夺气血，散步爬山得不到放松锻炼，而且还因为大量说话耗气，容易感到疲倦。

他们把老师这句话听进去了，以后爬山走路时，就少说话，结果人越走路越带劲，这都是气血集中于一处的好处。气血分散了，两头亏耗都累，一在嘴巴大脑，一在下面腰脚。你把气血集中到一处，纯作用于腿上，这样两条腿越走越轻快。正应了古人诗中所说，闲庭信步，如白云流水。

🍶 《遵生八笺》中的散步法

富康小区周围很多老年人，晚上饭后都喜欢出来散步。原本散散步，饭后百步走，是一件好事。但我们发现，他们三五成群在一起散步时，主要的目的不是锻炼身体，而是边走边聊家常。这是很耗气的行为，相信不仅在富康小区如此，全国各地很多地方都普遍存在这种现象。大家都认为散步是锻炼身体，却不知道散步的时候，开口说话反而是在耗气，伤了身体。

所以古代的《遵生八笺》上说：

凡行步时，不得与人语。欲语须住足，否则令人失气。谓行步则动气，复开口以发之，气遂断续而失调也。虽非甚要，寝食而外，不可言语，亦须添此一节。

散步者，散而不拘之谓，且行且立，且立且行，须得一种闲暇自如之态。卢纶诗"白云流水如闲步"是也。《南华经》曰：水之性不杂而清，郁闭而不流，亦不能清，此养神之道也，散步所以养神。

可见散步也要专一，不能夹杂其他，夹杂就会扰乱人周身的一气周流，导致身体机能失调。

《老老恒言》里的寝不语

前面提到食不言、散步不言，其实还有一个最重要的就是寝不言，说白了就是睡觉时不要聊天。睡觉聊天也是一个养生误区，它会影响睡眠的质量，使神志难以收敛住，不能深度放松。所以对于各类失眠烦躁的患者，老师都有一个医嘱，就是平时少说话，睡觉前止语。

但是我们发现，这个习惯很多人从高中大学里头就养成了。大家晚上回到寝室里，即便关上灯，躺在床上，不说个半小时话，也不轻易睡觉，甚至还美其名曰"卧谈会"。

想起当年我们读大学时，一到熄灯的时候，大家就说卧谈会开始了，这里面谈的不是学医的事儿，而是一天的见闻是非，跟大家以前的经历，都是无足轻重的话题。

我们以为只有男生宿舍才这样搞，后来一问她们女生，她们的卧谈会更厉害，有时一聊就聊到深夜。谈笑风生，不累不睡啊！年轻人有资本，所以敢去拼耗。其实这种不良习惯一旦养成后，是很亏耗身体的。

这种小习惯，无疑是偷窃人体精血的大盗啊！很多人生病了，得慢性病，怎么也反省不到这关节上，他们不知道古人立食不言寝不语这种规矩的真正意义。那可不是古人没事要约束你，而是古人从一辈子的养生角度来看，是在保护你们的健康啊！

《老老恒言》里头有段话，就是专讲睡前不可聊天的，我们看一下：

剪烛夜话，此少壮之常，老年若不检束，愈谈笑愈不倦，神气浮动，便

觉难以收摄。《鲍氏皇极经世注》曰：人之神，昼在心，夜在肾。盖肾主纳气，谈笑则气不纳，气不纳则神不藏，所以终夜无寐，谈笑亦足致之。

可见，这个无形的生活习惯不注意的话，暗中要伤人多少气血啊！

🕳 男女话多导致的疾病

现在为什么很多人神定不住，心静不下来？老师说，他们一到晚上都爱看电视，上网，打麻将，谈天说地，本身晚上就属于收藏静养的时候，如果不敛心神，不断耗散，睡眠是不可能达到高质量的，即使早睡也没用。

有这样的说法：女人话多，白带偏多，男人话多，容易尿频尿急，前列腺出问题，特别是晚上话多。这话多跟白带异常、尿频尿急有什么联系呢？他们看起来好像风马牛不相及。

其实我们只要用中医的基础理论去思考，心中便释然了，中医认为脾开窍于口，脾是中焦，主的是中气，而说话动用到的是口，话多伤中气，它伤的便是脾。

脾中气一伤，会有什么结果？对女性而言，不但白带偏多异常，而且容易发生子宫、胃下垂，四肢乏力，肚子周围腰圈容易长粗，水湿代谢不畅。这都是爱说话、睡前爱聊天的女性容易犯的病症，因为脾往上升举的功能受伤后，水湿就会往下降，运化不过来，故而有这些病症。

至于老爱说话的男性，为何容易尿频尿急、前列腺增生、长啤酒肚、走路困重呢？这也是同样的道理，大量说话，耗伤了脾的中气，中气升举不上来，湿邪都郁在中下焦，造成各种中下焦病变。

有人问，这说话是人之常情，难道对健康有这么大损害吗？

其实，说话过多或说话的时间不当，虽然是一个小问题，但小误区，长久地去触犯便是大问题，好比千里之堤毁于蚁穴一样，你再怎么稳固的河堤，最终却因为一个小小的蚂蚁巢穴而崩溃。就像滴水可以穿石一样，小误区屡犯不改，持续日久也会以磨损身体为代价。中国古代道家养生很看重这点，认为开口神气散，意动火工寒。他们不但吃饭睡觉散步要收口摄意，就算是平时也绝不多言，所以能活到高寿。

散步身体好，说话反不妙。

上将中气耗，下将双腿劳。

再怎么锻炼，如何会有效。

睡前聊一聊，随意地谈笑。

以为无所谓，不知神动摇。

即便是早睡，气血也不调。

误区不在小，穴蚁忽视了。

不知毁长堤，终是小处招。

走路口不言，便是养生宝。

睡前不聊天，养神为最妙。

这样一调整，身心皆顺了。

问题自身找，健康无烦恼。

之源 万病 任之堂 解说不可不知的养生误区

13 | 怒火吵嘴，对身无害

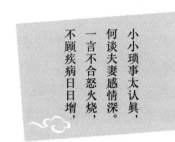
夫妻双双得癌症

有对夫妻，从上海过来，结婚八年也没有孩子，因为结婚后一直吵了八年架，结果男的得了胃癌，女的得了乳腺癌跟子宫肌瘤。

我们几乎不敢相信这么年轻的人，三十多岁的一对夫妻，怎么可能同时得癌症呢？但他们把检查报告拿给我们看时，就由不得我们不信。

老师说，没什么好吃惊的，医院里长肿瘤躺着的年轻人越来越多了。

他们动完手术后，还一直吵闹不止，即便在任之堂看病，他们坐在一起一言不合，也斗起嘴来，相互抱怨对方的不是，甚至揭露对方的短处。

老师拿《化性谈》给他们看，他们看不进去也无动于衷。

最后老师还是把他们训了一顿，说，你们如果连死都不怕就没必要来找我看病，我也没必要开方给你们。你作为男人，一点度量都没有，跟女人吵个没完没了，像什么男人。你作为他的妻子，温良恭俭让，就一个礼让都做不到，还老挑丈夫的刺，究竟你是一家之主，还是他是一家之主？

这番话说得他们不敢吱声，最后老师说，你们都改改脾气吧，这样可以少吃些药，很明显你们这病不是别人传染给你们的，是你们咎由自取，斗气斗出来的。你们不可能今年切了乳房、胃，明年再切肝切胆，人生搞成这样，又有什么意思呢？

怒则气上

确实，当代人严重低估了愤怒对人身体的伤害，总以为生病了就是医生的事，没承想自己的性格才是罪魁祸首。

《黄帝内经》上说，**怒则气上**，一怒，周身的气血都逆流了，胃气逆上，降不下来，刚开始就会表现为嗳气、反酸、食不消化，久了就是胃溃疡、萎缩性胃炎，甚至胃癌。肝气上逆、子宫气逆，经血就不能很顺畅地往下排，刚开始就是乳房胀痛、痛经、月经不调，久了乳腺癌、子宫肌瘤纷纷都来。

现代医学研究也表明，一个人长期处于愤怒紧张的情绪中，各类癌症、心脏病的发生明显要高出好多倍。宋朝的邵雍有句至理名言，说"**百病起于情，情轻病亦轻**"，这个情就是七情六欲的情，包括喜怒忧思悲恐惊，而七情中怒伤人最重最频繁。

🍶 《戒怒歌》

现在还有很多人都认识不到这一点，以为生生气、吵吵嘴那是个性的伸张，对身体没什么损害，这是由于他们还没有看到深层次的东西。

明代文学家胡文焕有个很出名的《戒怒歌》，写得非常有气势，而且相当耐人寻味，不仅从中医养生角度来看怒气对身体的伤害，还指出这怒气对人生、事业的影响，《戒怒歌》曰：

> 君不见，
>
> 大怒冲天贯斗牛，擎拳嚼齿怒双眸。
>
> 兵戈水火亦不畏，暗伤性命君知否？
>
> 又不见，
>
> 楚霸王，周公瑾，匹马乌江空自刎。
>
> 只因一气陨天年，空使英雄千载忿。
>
> 劝时人，须戒性，纵使闹中还取静。
>
> 假若一怒不忘躯，亦至血衰生百病。
>
> 耳欲聋，又伤眼，谁知怒气伤肝胆？
>
> 血气方刚宜慎之，莫使临危悔时晚。

这首《戒怒歌》没事时常诵几遍，使人眼界顿开，戒怒于无形。**三千年读史，不外功名利禄，八万里河山，终归诗酒田园**。

再想想楚霸王、周公瑾这些英雄人物都在怒火中吃了大亏，我们又有什么好怒的呢？这嗔怒，表面上是争了气，实则是得了病，暗中还在耗损性命，想想世间有什么东西能重于性命的呢？如果没有，不妨付之一笑。

小小琐事太认真，　何谈夫妻感情深，
一言不合怒火烧，　不顾疾病日日增，
耳聋眼伤百病生，　皆缘怒气不减分，
谁人识得戒怒歌，　不是仙神胜仙神。

14 | 人在江湖，
身不由己

人在江湖不由己，
应酬喝酒伤身体。
不到病重不去理，
总将医嘱当儿戏。

🍶 一单生意一场酒

有个工厂的经理，因为生意上的事，经常要应酬喝酒，有轻度脂肪肝，头晕，腰酸，腰痛，六脉弦滑，肺脉亢盛。

第一次来任之堂时，身上还带着一股酒气，他说最想治疗他的腰痛。

老师说，你这个病是应酬太多了，要把应酬减少下来。拿命去换钱，不值啊！

老师一句话好像说到了他心坎上去，他苦闷地说，唉，没办法啊，人在江湖，身不由己。生意做成了，用酒来庆祝，生意做不成，还得拿酒去拉关系，赔笑脸。一单生意一场酒，有时我一个晚上要安排跟三个客户喝三场酒。

我们一听，暗中叹气摇头。

老师跟我们说，这脉象，再仔细琢磨，精血还是不足，虚实夹杂，这脂肪肝下一步就是肝硬化了。你说你把自己折腾成这样，又图个啥呢？

老师给他开了龙胆泻肝汤，只服用三剂药，腰痛口苦胁胀立即缓解。

患者回来复诊时说，医生，还是你这里的药厉害，我喝完这几剂药后，阴囊都不潮湿了，小便也不黄了。

老师说，身体是你的，我只负责修理，你如果不把这观念端正过来，少应酬，那你以后的健康之路还坎坷呢。

患者好像也没当一回事，半个月后，又是同样腰痛过来治疗，浑身没劲很疲惫。

老师一摸他的尺脉说，尺部空虚，精血严重亏虚。熬夜房劳饮酒，三管齐下，五脏六腑坏得很快，健康怎么不一落千丈。

患者说他大便不成形，而且开始耳鸣眼花。

老师说，人身体的正气是有限的，你只知道去用，而不知道去存。你一辈子的酒都让你这几年喝光了，再搞下去，要出大问题。**你想想，一个肝几百万，你喝坏了，要赚多少钱才能换得回来，你既然懂得做生意，为何不好好算计算计。**这健康就是一笔最大的财富。把身体折腾坏，就是人生最大的亏损。

🝋 自己才是身体的主人

他说，在单位里，大家要这样干，我们也没办法。

老师说，实在没办法就换个工作，换个工作，把命捡回来，还有什么事比这更重要的呢？你们就是没有这个认识，还没到那程度。在医院里面肝癌的患者，当他一拿到检查报告看了后，所有酒他都立即戒掉，不用医生劝，他可以戒得滴水不沾。所以说，不是身不由己，而是没到那份上。

我们看患者听后，若有所思，知道他也是个聪明人，这句话别人说出来，他可能听不进，但是医生的话，加上他现在的病痛，足以让他清醒。

老师又说，**人是自己身体的主人，一个人若要堕落，有千般借口，身不由己就是很多人最大的理由；一个人若要健康，有万种方法，人在江湖也能不落俗套。**我命由我不由天，你以前是个业务员时，可能说身不由己，但你现在已经是经理了，完全有能力去改变更多的事。

以前我跟一个领导吃饭，这领导也跟我说，他身不由己，我就跟他说，领导啊，当你还是员工时，你要被领导，看起来身不由己。你现在已经是公司的高层领导了，由你去管理别人，怎么还身不由己呢？你完全可以提倡健康的生活应酬方式，为什么一定要到酒馆餐桌上去谈生意呢，为什么不可以到山里去呢？

人不怕江湖浑浊，就怕自己内心不坚定。想要健康，当下就要做起。

> 人在江湖不由己，应酬喝酒伤身体。
> 不到病重不去理，总将医嘱当儿戏。
> 待到大病才清醒，怎么可能来得及。
> 我命由我不由天，健康当下要做起。

15 | 江山易改，本性难移

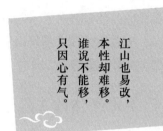

江山也易改，
本性却难移。
谁说不能移，
只因心有气。

🍶 杯子与池塘的胸怀

任之堂有很多老病号，所谓老病号，就是他们得的病复杂，顽固，多样，而且得病的时间也比较长。

他们来任之堂调理，身体恢复到差不多时，不久又有其他毛病犯了。

比如一个高血压的中年妇女，脾气暴躁，头痛胁胀，口苦咽干，晚上烦躁失眠，乳腺增生，子宫肌瘤，腰痛。这一大堆病症，常常让医生难以下手。她在很多医院都看过，很少有吃超过五剂药的，最后来任之堂调理，成为任之堂的老病号。

她说，这里大夫的药，吃了让我的气比较顺。

有一次她来复诊，老师摸到她六脉弦硬，便说，你又吵架了吗？

她气愤地说，我不吵，她不把我当回事。

原来这妇女跟邻居闹了矛盾，为的就是家边的那点小地方，究竟给谁放东西。一直以来，她们虽然互为邻居，却互不相让，常常因为小事而怒目相对。

老师说，百病皆生于气，你这一气，降压药又白吃了，你这一气，还得花钱来吃顺气的药，为了这口气，要花费的钱财还不少，你说这气值不值啊？

妇人静静想了一下说，她没惹我，我也不发火，大夫你每次都叫我改，江山易改，本性难移，你又不是没听过。

老师说，这本《化性谈》你拿回去看，**人之初，性本善，本性是善的，我们不移它，只是现在你们都把偏性误当做本性了，偏性就像蒙尘的镜子一样**。

不是叫你改性格，几十年的性格确实不容易改，但叫你要智慧地去生活。

你现在可能会为一件小事吵嚷,而几十年后,反过来看,你可能就会付之一笑。在这地球上的任何事情,在宇宙看来都是微尘,你只需要把眼界放大一点,气量放宽一点,别人气不到你,你也可以快快乐乐地活着,不用吃药受苦遭罪。

妇人听后,若有所悟。

老师继续跟她说水杯跟池塘的故事。

一杯水,你滴入几滴墨汁,它全黑了。而一个大池塘,你倒入一瓶墨汁,很快就被它稀释开了,看不到有半分黑墨。因为池塘的水,它是包容的,它是广大的,它是对流的,人的心胸智慧如池塘,它就会把这些如同墨汁般的怨言化于无形,人的心如杯水,那就连像点滴墨汁般的恶语怨言都没法化解,耿耿于怀。

妇人说,那我该怎么办?

老师又说,你去向她道歉。

妇人说,向她道歉,就能治好我的病吗?

老师说,道歉不能治好你的病,我都帮你治好。**你让她三分,她让你一尺。你敬她一尺,她敬你一丈。**

这妇人把老师的话听进去了,老师叫她回去搞些橘叶来泡茶喝,身体很快就恢复过来。看似这个病人有高血压、头痛、耳鸣、乳房胀、腰痛、胁痛,都是不同的病,但中医却看到相同的因,只要是从气上得的,皆可从气上消。

🍐 六尺巷的故事

中国古代有个六尺巷的故事。

清朝,张英,贵为朝中宰相。而在他老家桐城,有个姓叶的邻居,扩建府第,占用了张家的三尺地面,还咄咄逼人。这样,张英的夫人就修书一封,派人送往京城张英手中,希望张英出面干预。

张英看信后,立即作了一首诗:
千里修书为道墙,让他三尺又何妨?
万里长城今犹在,不见当年秦始皇。

张夫人看了后,也深明事理,就不再争闹。而当邻居叶家得知后,也深受感动,立马将墙主动退后三尺。

于是，从此，张、叶二家的院墙之间，就形成了一条宽大的巷子，这就是至今都为人乐道的"六尺巷"。这件事在桐城与京城都传开了，众人无不称赞叫好，都夸赞张英待人宽厚，有长者风范。

可见"**争一争，行不通；让一让，六尺巷**"。人与人之间，其实就是这样，你宽厚待人了，人也就宽厚待你。

古人说"**惟宽可以容人，惟厚可以载物**"，在医生看来，**惟宽可以益寿，惟厚可以延年**。宽厚二字，可以化干戈为玉帛，在南天寺里面，有句诗，叫做"**宽其心，听天下之怨言**"。

虽然说脾性是长期形成的，但如何更圆融地处人待物，却时时可以调整。很多患者对没办法处理的纠纷，就说自己江山易改，本性难移，这也是一个认识误区，你心都不想去移它，怎么可能移过来。你心想要它变好时，几句良言善语，就可能一破僵局。

> 江山也易改，本性却难移。
> 谁说不能移，只因心有气。
> 心小如杯子，墨汁污染易。
> 心大如塘池，随风消散去。
> 但看六尺巷，让让都不挤。
> 传为千古话，这才是邻居。
> 人要有智慧，人要能明理。
> 健康快乐活，比啥都有趣。

16 | 谈到养生，老了再说

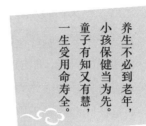
拿命赚钱，拿钱买命

广州有个患者得了白血病，他刚要退休，才发现病已入骨髓，从发现到死亡，连做了放化疗，而且还是最好的医院做的，不到半年，就去世了。

他在放化疗期间，一直都耿耿于怀，说，为什么那么多人，偏偏这病就轮到我。我拼搏了一辈子，就想退休后，享享福，练练太极，养养生，怎么就不能呢？

现在很多人都有这个观念，当谈到养生时，他们都说等到老了再说吧。练字、打太极、游公园，那是老年人干的。

老师跟他们说，养生是一辈子的事，怎么能够说是老人家的事呢？**老来疾病都是壮时招的**。很多慢性病，它都是一个过程，患者看到疾病的结果，事后才感到可怕，想起养生，而医生看到疾病的起源，便能够在疾病之前，进行保健养生，防微杜渐。

又有一个患者，高血脂、痛风，来看病时还满嘴酒气，老师把了脉说，你刚喝过酒，不适合看病。

他说，昨天晚上喝的。

老师说，那更不行了，你整个消化道都很差了。昨晚喝的酒，今天还排不出去。

他说，为什么我今年觉得特别疲劳？怎么睡都不精神。以前喝酒喝得很尽兴，现在生意做成了，也喝得很苦闷，好像酒都没有酒味了。

老师说，你的肝已经伤得很重了，不能再喝酒了。再喝下去，把命都赔上了，戒掉酒，多学学养生。

患者说，戒酒就不大可能，现在还不是谈养生的时候，要谈养家。要买房子买车，孩子又要读大学。

老师摇头说，这不仅是你个人的问题，而且是个社会的问题，拿命换钱，拿钱买命，这是一个恶性循环。你看那些风风光光的人，他们吃香喝辣，开名车住别墅。其实表面风光，暗里内伤。

你们天天应酬，好像很体面，这不是在比体面，而是在比摧残身体。不是在比享受，而是在比谁到阎王那里报到得早。我这话说得有点重，但我不是批评你。从肿瘤、心脏病猝死，到癌症、白血病，活不过半百的人多得很。

患者无奈地说，我也知道，这几年中年猝死的人很多。

老师说，赚钱拿命去拼，拿健康去换，这本身就不划算，就是在大亏钱，出血本。你别以为身体强壮，扛得住，等到老了，再来谈养生。当木腐朽的时候，你再想让它恢复生机就太晚了。你一个肝值两百万，一个心脏值一百万，给你三百万，你也不能把心肝卖给别人是吧？那么你现在赚的洋房加轿车，能值一千万吗？你身体算起来，怎么也不止一千万啊！

患者听后，感触很大，说他会尽量戒掉酒。

老师说，你说尽量就是还给自己留余地，不能给自己留余地，该戒的就要果断地戒。

🔥 人要有时刻养生防病的意识

有一个医生跟老师一起去游武当山，老师跟这医生谈到上面说到的人命值千金的话题。这医生听后，感叹地说道，这段话如果能够让天下人都知道的话，可以救很多人，比单纯治疗用药还管用。因为养生是防病于未然，而治病则是起了火才去救。小火还可以一救，如果是熊熊大火那就没法救了。

俗话说，星星之火可以燎原，同样小小病痛，小小恶习，足以亡身。所以说养生是不是老年人的事呢？

我们在任之堂见过最小的高血压、高血脂的患者，不超过十岁，照这样看来，不要说是要到老来谈养生，就怕是要活到退休都不容易啊！

曾有一个患者，他刚过六十岁时，拍拍胸脯，笑着说，终于闯过了这一关。

六十岁在古代是上寿，就是说上了寿命了，即便死去，也不叫夭折了，也不会给祖宗抹黑了。

这老爷子也怪有趣的，他对自己的身体了如指掌，知道多年的应酬，已将自己搞得遍体鳞伤，所以活多久都是在听天由命。然而对于善养生者来说，却不会有这方面的担忧。孙思邈说，**我命由我不由天**。就是说自己要善于保护好自己的身体，而不是怨天尤人。

一个国家要强大，它的国防很重要，一个士兵要能上战场，他平时的操练很重要，一个演员要到台上表演，他台下练习的功夫很重要，对于想要活到天年的人来说，平时的养生保健很重要。

到病了到老了再说，那只会是悔之已晚了。人要知道积精全神，从小孩子就养成养生保健的习惯，到老后就不会慌了手脚。

故《黄帝内经》说，善治病的人，不到病重了才去救治；善于拨乱反正的人，他不在动乱的时候才大展手脚；当病已成后，再去用药，再想到养生，就像一个国家动乱后，才想到国防，才想到自强。这就如同渴了的人才想去挖井打水，饿了的人才想到去种庄稼，战斗的时候，才想到要去铸造兵器，这不是为时已晚了吗？

养生不必到老年，小孩保健当为先。
童子有知又有慧，一生受用命寿全。
饮酒应酬将身践，拿着健康去换钱。
与其病后无药医，不如预防在病前。

17 | 退休不作，
应该享受

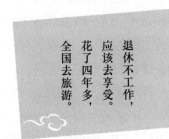

退休不工作，应该去享受。花了四年多，全国去旅游。

🐚 肠心脑综合征

人家常说老来福，到了退休年龄，就该享福了。

劳作了一辈子，好不容易熬到了退休，很多老人都想，我该放下工作，不干活了，尽情地去享受吧。

可我们发现，来老师这里看病的很多退休老人，他们非但没有享受到，反而因为病苦而郁闷不堪。

他们很多人身体都不如退休前工作时的状态，平时又没什么大事，总觉得闲得慌，闷得慌。

有个老人，他是一个体育老师，身体非常强壮，一退休，就想要周游全国，并且付诸行动，花了四年时间，自己骑摩托车，全国各地去旅游。

南下广东，西至西藏，去了很多地方。去年就开始周身不舒服，头晕几次还昏倒，在医院里面所有检查都做了，心脑也没查出什么问题，但就是气上不来，病快快的，跟退休前一比，天壤之别。

他老找老师看病，说自己有严重的头晕、胸闷感，老师说，你的心脉还好，肠胃却不太好。

他问，为何胸闷头晕得这么厉害，还有酒渣鼻。

老师说，**头痛耳鸣，九窍不利，肠胃之所生也**。你长年到外面旅游，消耗大量精气神，肠道没有动力，肠道的动力减弱后，气血、水谷精微不能上达心胸，所以才头昏胸闷，这不是单纯的心脏、脑的问题。如果要拟个名字，我们可叫"**肠心脑综合征**"。用药是降胃肠，强心脏。而用外治法也是先疏通脚部

的阳明胃经，再拍打手部心包经，也是降胃强心宽心的思路。

想不到患者经过一段时间后的疏通经络外治法治疗后，头晕胸闷感全部消除，跟他同来的妻子都很吃惊，折腾了一年多的病，这么快就缓解了。

老师跟他们说，退休了不是啥事都别干，也不是无节制地去享受旅游。打打太极，健健身，练练书法，写写字，这些都是保养身体、享受生活之道。适当的外出旅游也可以，但过度了，把身体搞垮，就失去了旅游的意义。

🔥 人越干活，活得越精神

又有一个老人，刚退休两年，儿子也孝顺，他没有别的特别爱好，就是喜欢坐在椅子上看电视。看累了，就躺在床头上看，眼睛倒还没花，但不久两个膝盖部痛得不能动了。

其实，老人家不知道，人体累了是身体需要休息的信号，而不是勉强躺在床上也看，这好比困了累了的开车司机一样，再开下去，十有八九就要出交通事故。

老人家到各大医院去检查，结果是膝关节退行性病变，吃了不少钙片也没调整过来，于是来找中医治疗。

老师说，他这不是骨头的问题，而是筋跟肌肉的问题，肝血不养筋，阳明胃经壅堵，**阳明又主宗筋，阳明经一堵住，肌肉关节都不行**。

老人家问，为何他才六十来岁，这关节就快废了？

老师说，你一年看的电视，比他们十年还多，不废才怪。看多电视，一个是久视伤血，一个是久坐伤肉。你的肝血跟脾胃所主的肌肉，都伤得厉害。加上郁在家里，久卧伤气，老年人该犯的养生误区，都让你给犯了，回去把这几点都戒掉。

于是，老师给他开了养筋汤加健脾胃的四君子汤，第二次复诊时，膝关节就没那么痛了，再吃几剂药，临床症状就消失了。

老师说，老年人最怕无所事事，无所事事，然后坐着躺着看电视，就是在折寿。要多去干活才能延性命，人活着就是要多干活，退了休也别想着去享受，人越干活，活得越精神。人越想贪图去享受，活得就越郁闷。

🔥 吃多少做多少都有一个平衡

还有一个老人，是一个农民，一辈子耕田种庄稼，身体硬朗得很。八十多岁的身板，自个儿还可以种几亩地，有花生有黄豆有蔬菜，不但自给自足，还有多余的给乡里邻居。

他的儿子在外面赚了大钱，叫老爷子别再种地了，说，老人家辛苦一辈子，该享享福了。再说了，儿子们又不是供养不起你，不要让乡里人笑话，这么老了还要去干活。

但老人家不听，说，我干活不图啥，图个好受。不干活，身体早就不行了。你要是想让我再多活几年，就不要管我。

儿子却说道，哪有可能，有吃有住，犯不着去吃那个苦，这样身子会更好。

于是就把老爷子的锄头、镰刀通通都收起来，不让老爷子再种地了。让老爷子住上高楼，离开老屋平房，让老爷子吃上海鲜鱼肉，少些五谷杂粮。

乡里人都以为做儿子的孝顺，想不到还不到半年，老爷子就不行了。只享受物质生活，却没有去劳作，老爷子就中风瘫痪在床上了，没几个月就过世了。

这是一个真实的事例，甚至在当地的村民中间都引起了一阵反思，老年人究竟应该享受物质生活，还是坚持劳作。

人们都认为到了年纪该享受生活了。殊不知人身体**吃多少做多少都有一个平衡**，你多劳作胃口就好些，而且也健康，你少劳作，甚至不劳作，只想待在家里享受物质生活，不久就没了胃口，身体也不舒服。可见人活到老不但要学到老，而且要做到老，要干活到老。

南怀瑾老先生说过，**洪福不如清福贵**。这句话意味深长啊！

老年人身体比较弱，大活干不了，小活还是不能断的，拔拔草，锄锄地，劳其筋骨，出其臭汗，便是延年益寿方。看看电视，大鱼又大肉，便是多病损命路。

可见退休并不是让身体不工作，不干活，退休只是把争斗得失之心退下来。《孔子》说，人年之老，戒之在得。而身体却仍然要自强不息，不能退休。一退休，就瘫痪废用了。进化论有个说法叫"用进废退"，你啥都不干，就好比一把新镰刀不用，没多久就锈得不能用了。

🎵 一日不作，一日不食

古代最有智慧的大禅师，他即使到了八十岁，仍然禀行着中国最传统最优秀的农禅作风，叫做**一日不作，一日不食**。这八个字具有最深刻的养生意义。有个叫百丈的老禅师，德高望重，八十多岁，还经常跟弟子徒孙们出坡耕作。弟子们认为老禅师年纪大了，不该再受这些苦，于是把老禅师的锄头、簸箕统统藏起来，不让老禅师出坡了。老禅师就把双腿一盘，也不吃也不睡。

弟子问师傅，为何？老禅师说，一日不作，一日不食。

弟子们赶紧把锄头、簸箕找出来交给师傅，这样又可以在山坡上看到师傅劳作的背影了。

其实在中国古代，就没有退休这个字眼，俗话说，吃苦了苦，享福消福。明智的老人都会安排适当的体力活来干，目的就是活得更舒坦，而不会去要求多享受。吃自己的饭，滴自己的汗，自己的活自己干，这是中国一脉相承的自强不息精神，也是很重要的一条养生之法。

退休不工作，应该去享受。
花了四年多，全国去旅游。
精气神用透，强壮变病弱。
才知玩过火，步步皆是错。
又如看电视，一天未停过。
先是凳上坐，再是床头卧。
关节退行变，皆由不劳作。
才知坏习惯，对人害处多。
又有个老头，活到八十多。
儿女都孝顺，要他不干活。
住房在高楼，饮食皆鱼肉。
从此身瘫痪，一年活不过。
人要活洒脱，不该图享受。
如同新镰刀，不用锈反多。
人要勤劳作，气通血才活。
延年至高寿，退休活还做。

17
退休不作，应该享受

18 | 饮食健康，
必然健康

🍶 健康长寿的枝末

有人说，吃上农家菜就是健康，有人说，喝上最好的山泉水就是健康，所以现在城市里的人都流行吃农家菜，喝矿泉水。

对于我们从乡村初到城市的学生来说，感觉落差最大的就是空气和水。所以很多人跟着喝瓶装水。而有些大城市的市民他们节假日还开车到一些郊野山上去汲取泉水，成桶成桶地运回城市饮用。

他们认为很多近山的村庄老人高寿是因为经常入山去背水，喝到的是山泉水。但事实上他们喝了山泉水也没有让身体彻底健康起来，**原来他们只看到健康长寿的枝末，没有看到主干。**

🍶 没有一个健康长寿者是懒汉

我们也多次跟白云山脚下的老人们到白云山里去背水，很多老人七八十岁还天天背水，而且精神矍铄，还在山里头锻炼身体，所以他们的健康长寿源自每天适当的出汗运动，还有山中清新的空气，绿色的树木跟鸟语花香。这样跟大自然紧密沟通，自然就长寿。**这些长寿的健康老人们，要么爱运动锻炼，要么爱劳动干活，没有一个健康长寿者是懒汉！**

如果只知道坐着享受，即使用自己的金钱买到山里最好的矿泉水，郊野最好的农家菜，没有自己运动，自己出汗、出力也很难达到健康长寿。

所以老师常带我们去爬山，说山中就有健康之道。采药背水就是在劳其筋骨，强壮脾肾；呼吸最新鲜的山林之气就是在净化肺功能；满眼都是绿色药草，就是在养目养肝；在山中心灵就像鸟入深林，鱼归川海一样，自由无争，轻松快乐，就是在养心。这样每次入山或采药或背水，都是在给五脏六腑做一次大锻炼。

饮必山泉水，食必农家菜，
缺了勤锻炼，健康也不来。

宁可穿得少，
也要吃得好。
这是旧观念，
当今却要抛。

19 宁可穿少，也要吃好

吃素的利益

有个农村的妇人，四十来岁，身高一米六不到，却有将近两百斤，她有严重的胃病、肥胖症，爬山走不了多远就气喘如牛。

老师叫她一定要吃素。

她吃惊地说，我以前什么都吃，我们是饿过来的，宁可穿少点、穿差点，也要吃好。

老师说，现在不是饥荒贫穷年代了，吃健康比吃好更重要。你这身体如果能减个几十斤，病就好得快。

每顿必吃饱的她问老师，吃素会不会营养不够？

老师说，你看我吃一年多的素，身体不是一样更有精神。回去你先吃段日子，好处多多。

后来她才有意识地通过减少饮食来控制体重，身体明显比刚来时要舒服，她才相信人其实需要吃的东西不多，但由于欲望太多，而吃进去的东西普遍都偏多，让身体不堪重负。

由海水富营养化想到的

老师说，"宁可穿少，也要吃好"，这是几十年前的口号，放在现在也要修改了。五六十年代，肉是凭票供应的，而且给的分量也是有限的。对于饥寒年代的人们，适量吃好吃饱一些，才有力气干活。

但对于我们这个时代，普遍人们干的体力活，不及以前农村人的十分之一，但吃进去的营养，却是他们的好几倍。这样身体富营养化，很容易把身体搞垮。

好比海洋富营养化一样，由于产生大量的海藻，消耗海中大量氧气，使很多鱼都纷纷死掉。

我们人体的细胞，就像养在身体这片大海里的一条条小鱼。大量的饮食塞到胃肠，使五脏六腑的气血都聚在那里。胃肠道充血，人体头脑四肢，就相对缺氧，少气血。所以吃饱吃撑肥胖的人，老觉得没劲，心慌气短，记忆力减退，没走多远就喘气，汗大出，好像超重的汽车爬坡一样爬不动了。

一时的缺氧，身体会调过来，可长期缺氧，必然导致机能减退。

孩子为啥爱闹不听话

有一个母亲带她小孩过来看病。她说，为啥我孩子老是烦躁爱闹，不听管教？

老师说，从我们医生角度来看，你是没把娃子喂养好。

她说，怎么没喂养好，冰箱里的水果、牛奶，从来都不缺。什么有营养，我都给他买什么吃。

老师说，问题就在这里，你给他吃坏了，吃得像小胖子一样，圆滚滚，气血郁滞在肚子周围，不肯上到大脑来，他怎么能长记性，怎么能长智慧。这么小的娃子，就有胆囊炎，这是长期营养过于丰富导致的啊！

她说，那我该怎么办？

老师说，你想想，他吃一个鸡蛋，就相当于你吃五个鸡蛋，你一日三餐都让他吃一两个鸡蛋，等于你每天都吃十个鸡蛋，如果让你每天吃十个鸡蛋，你身体早就堵得不行了，你会好受吗，你能不烦躁吗？你要给他多吃素。

她说，孩子就是不爱吃青菜。

老师说，问题就出现在这里。以前农村里面养猪，纯用饲料养的猪，虽然长得很快，很容易胖，但很容易得病，也很容易死掉。这些猪拉的大便都是偏黑偏烂的。

而另外用蔬菜粗粮养的猪，身板长得扎实，拉的大便一条条的，又粗又大，这种猪生命力很顽强。哪像现在一场流感过来，猪都成片倒下。

还有养鱼，饲料如果放得越足，鱼吃得越多，看起来长得也越快，但天气一个变化，这些鱼很容易大面积死亡。所以要拼命地往鱼塘里增氧，很多时候增氧机也改变不了问题。

但以前的渔农，他们只给鱼喂养青草，鱼不会吃得太饱，长得看似慢一点，但一年到头基本不用人们去费心，天气变化也不会担心满塘鱼会死掉。那个时候根本没什么增氧机，而鱼却养得很有活力。

在养殖里头，饲料跟青草搭配，就相当于荤素搭配一样，不多配一些素的，牲畜就容易得病养不好。

小孩子要健康成长也是一样，不是吃得高档、吃得饱就好，而是要节制欲望，少荤多素。

🎐 开一道疾病之门

我们这个时代，多半不会饿坏人，却会因为胡吃海塞，吃得人五心烦热。现在每天来看病的患者，一半以上都有中焦郁滞，手心也热乎乎的。

所谓脏腑脏腑，脏要藏精气，少消耗；腑要常空，保持通畅状态。如果胃、肠这些应该常空之腑总是梗塞在那里，孩子们能好受吗？所以过度喂养的孩子，普遍抵抗力都偏低。正所谓过犹不及，营养过剩，还不如营养稍微差一点。

现在城市里面很多人都养有宠物狗。经常养狗的人，他们知道，逢年过节狗容易发病甚至死亡，因为那个时候有大量肉食可以吃，狗根本不知道节制，丢多少它吃多少，营养一富足，狗最容易发肠胃炎。肠胃炎是狗的致命伤，不及时治疗，很快就会死去。

所以养狗的人，都明白越是逢年过节，食物越是丰富的时候，越不能给狗多吃，宁愿把食物搁在冰箱里，或者丢掉，都不能给狗喂得过饱，否则就是送它们丧命，这是从实践得来的经验教训。

而我们贵为万物之灵的人，在喂养孩子时，常常就忘了这点。冰箱里面什么东西都有，孩子任他爱吃啥吃啥，没有节制。这等于给孩子开了一道疾病之门，病从口入。孩子哪像大人一样有自制力，不教他，他就会无止境地满足口腹之欲。把肚子吃得圆鼓鼓的，到正餐的时候，就啥饭都不吃。老师常说零食养病，主食养命。又说**十分饱乃害病因，三分饥能养身心**。

很多父母很愁苦，为什么我的孩子隔三岔五就感冒，我从来没给他缺过营养啊。问题就在这里，人体消化道，除了需要营养外，更需要空间，你没给它空间，它运化就慢，吸收就差。久而久之，身体能好吗？

🪔 穰岁多病，饥年少疾

孙思邈在他的《千金要方》中提到一个道理，叫做"**穰岁多病，饥年少疾**"。什么叫做穰岁，就是指丰收之年，这两句话也是智慧之言。丰收的年代，人们普遍食品丰足，结果却宿食难消，胡吃海塞，导致疾病不断，故人多疾而夭。饥荒之年代，人们节俭食物，辛勤劳作，这样疾病也相对较少，故人少病而寿。

禅门中有句话叫，**疾病以减食为汤药**。又说，**人以少食为养生术**。

老师说，现在普遍生活富裕，不用担心会饿着，要担心撑坏，这个时代撑出来的病越来越多，所以最好的饮食养生就是晚上吃素，平时饭到七分饱。现在的人也没有以前体力劳动那么大，很多吃进去的食物都消化吸收不了，那么吃再多都是一个负担，还不如吃少一些，消化彻底一些。

饮食原则上，我们最好"**量出为入**"。怎么量出为入呢？就是你付出多少，你就得摄入多少，吃多少。就像今天我活干多一点，多爬了山，出出汗，食量自然就增了，如果都窝在家里，啥事都没干，就要少吃了。这样**出入平衡，才能出入平安**。

> 宁可穿得少，也要吃得好。
>
> 这是旧观念，当今却要抛。
>
> 肥胖的妇人，顿顿必吃饱。
>
> 能吃是福气，不料得三高。
>
> 身体超载了，走路不耐劳。
>
> 中年便衰老，后悔药哪找。
>
> 小孩爱吃饱，心中老烦躁。
>
> 食物不能消，抵抗力差了。
>
> 学习跟不上，因为没补好。
>
> 拼命给营养，实在没必要。
>
> 家长心莫焦，但看鱼吃草。

真正生命力，不在于饲料。

再看猪食槽，粗粮养得好。

喂食不过饱，病邪哪能扰。

又看宠物狗，过年令人愁。

稍饱肠胃炎，不治命丧了。

减食是汤药，人人要记牢。

这些是常识，谁解其中妙。

20 | 早餐没吃，晚餐吃饱

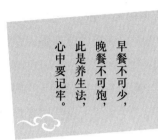

早餐不可少，
晚餐不可饱，
此是养生法，
心中要记牢。

🍶 三餐与三高

有句俗话，叫做"早餐要吃得像皇帝，晚餐要吃得像乞丐，午餐要吃得像平民"，这样就是养生了。

现在由于城市里面快节奏的生活方式，导致很多人养成早餐没怎么吃，晚餐却吃饱吃撑的习惯，结果年纪轻轻就患了胃病，刚到中年"三高"就来了，这跟不良的饮食习惯是分不开的。

《饮膳正要》上说，"**朝不可虚（空腹），暮不可实（饱食）**"，这是说凡早上都要忌不吃早餐空腹，而晚餐则要忌饱撑。

有个中年人患糖尿病，来到任之堂。

老师用了一些健脾化湿的药，他吃完后复诊有好转。

他说，以前双脚上楼梯特别沉重，整天都没精神，还以为吃的营养不够，但听余大夫说要尽量素食，吃七分饱，我现在晚上都这样做，明显感到人比以前轻松精神。

余老师说，你这糖尿病肯定是有原因的，这病不是别人传给你的，是你自己把身体搞垮的，从哪里出错了，还得从哪里纠正过来。

你们都喜欢晚上出去吃喝应酬，不饱不休，不醉不归。这样搞几年，没有哪个人的身体不搞出"三高"来，现在你晚餐减食吃素，就是给身体减负，自然身体会慢慢康复。

想不到患者仅仅改变了一个小习惯，即晚餐吃少吃素，身体就比以前轻快精神多了，说明小习惯却可以影响身体的大健康。

🏺 饮食之患

老师说，早餐宜吃饱，晚餐宜吃少，这种饮食方式是从《黄帝内经》来的。《黄帝内经》说，"**日中而阳气隆，日西而阳气已虚**"。也就是说，早上吃饱，阳气足、脏腑消化力强，晚饭要吃少，阳气虚，脏腑不耐饮食。所以早上阳气足、消化好时，没吃进食物就容易患胃病，晚上阳气不够，又吃很多，消化不起，久了就是"三高"的根源。

白天消耗大，所以吃早餐是大补，夜晚脏腑消化力减退，所以晚餐饱食是大堵。现在很多人生病，如果去看看他们的饮食习惯，大都有问题。早餐不吃就去上学工作，于是消耗身体储存的精血，而晚餐能够静下来吃饭了，就吃的非常丰盛，给脏腑造成很大的负担，这样便成了大堵。一来一去，早上耗伤了正气，导致本虚；晚上又拥堵住脏腑百脉，导致标实；所以本虚标实成为时代病的一大特点。这样下去，身体就慢慢不行了，亚健康也就越来越多。

所以孙思邈在《摄养枕中方》中说道，**万病横生，年命横夭，多由饮食之患**。他又在《千金翼方》中说，**一日之忌者，暮无饱食；一月之忌者，暮无大醉。夜饱损一日之寿，夜醉损一月之寿**。

早餐不可少，晚餐不可饱，
此是养生法，心中要记牢。

21 | 身体要好，
补药勿少

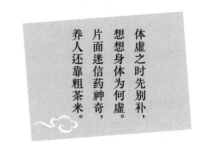

🍶 尚补成风危害多

有位老阿婆，浑身没劲，腰酸腿疼，火气又大，听人说年老体弱身体要及时进补，身体想要好，补药不可少，于是买了鹿茸来吃，想把风湿治一治，结果风湿没治好，反而吃得头晕目胀，眼睛干痒，痰湿上泛，胃也不舒服。

老师一摸脉便说，阳火化风，脉躁不安，双寸上越。不问体质，不察脉势，盲目进补就像火上浇油。于是开了潜阳伏火的药物，把热火引下来。

患者复诊时觉得身体有所好转，便想要请老师推荐一些补品。老师说，为什么要补呢？

患者说，人老体虚不补不行。

老师说，现在人们生活水平并不低，鸡鸭鱼肉想吃就有，这浑身没劲不是营养不够，而是身体不能充分消化吸收，能消化吸收，萝卜白菜是大补，不能消化吸收，人参鹿茸反而是大毒，大堵。

确实，当今时代，全民崇尚进补都快形成一种风气了，电视里面补药广告满天飞，餐饮行业为迎合这种进补心理也推出各类养生滋补药膳，把人参、鹿茸、蛇皮等加进去来吸引中老年人的眼球。

有个来治不育的男子，自己也泡了不少壮阳酒，问老师还有没有更好的壮阳法。

老师摇头说，那些东西你就别吃了，如果壮阳酒管用的话，就不会有那么多阳痿不育症了。你现在身体需要藏，需要多休养。

🔥 应季蔬菜最好吃

患者问，那我该吃哪些来调补呢？

老师说，你还没明白我说的意思。

你看一下你自己的气色，一脸浊气，红中带紫，肠道不通，血脉不畅，补药进去只会加重身体负担，粗茶淡饭才有助于肠道通畅，多运动才能够充分消化吸收食物，流通血脉。只有你能动，精子它才能动，你都懒惰不爱动，精子活力能高吗？

至于吃什么最好，老师便说，吃应季的蔬菜就是最好的。

老师春天带我们上山去采挖野菜，如苦辣菜、大蓟、蒲公英等，这些野菜凉拌或腌制非常爽口，人吃了很清爽。

这里推荐一个养生小菜，这是很多高寿老人养生的经验之谈。他们建议人们多吃新鲜的萝卜与蔬菜的芽尖或春天的野菜，经短时间腌制出来的咸菜。

这萝卜能下气降浊，新鲜输出的嫩芽或春天的野菜最具有升发之气，能升清，所以别小看这家常小菜，几千年来能够为老百姓所喜爱，肯定有它的道理。

🔥 平淡之极乃为神奇

古人云，百姓日用也不知，老百姓最普通最平常的饮食之法，其实就是最健康最长久的。所谓**天下无神奇之法，只有平淡之法，平淡之极乃为神奇**。

《阴符经》又说，**食其时，百骸理，动其机，万化安，人知其神而神，不知不神而所以神也**。

就算是普通的萝卜白菜，能顺其节令而食者，就能让人百骸梳理，五脏通调。这里面的升清降浊之道，人们往往忽视而不知。

所谓六腑百脉通调，疾病不治也安。能够令身体通降顺畅，萝卜咸菜也是大药。

体虚之时先别补，想想身体为何虚。

片面迷信药神奇，养人还靠粗茶米。

参茸狗鞭壮阳酒，欲把周身气血济。

反伤身体空费力，不如咸菜萝卜法。

六腑通调百病祛，始信平常是真理。

22 | 酒醉饭饱，
那才叫好

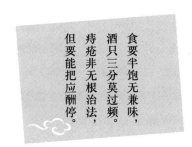

食要半饱无兼味，
酒只三分莫过频。
痔疮非无根治法，
但要能把应酬停。

🔥 饱食大饮，多得痔疮

有个患痔疮的患者，才三十多岁，长跑业务，应酬很多，两年来一直为痔疮所苦恼，一有便血，就上医院治疗。

有一次他突然想找中医试试，便来到任之堂。

老师问他，大便出血是黑的，还是红的？

他说，是红的，而且一出血肛周就痛得不得了，我都吃了不少治痔疮的药，怎么老治不好？

老师说，你双寸脉亢盛，治病要从整体来看，痔疮只是一个部分，背后却是肺热借着大肠痔疮往下泄，你这肺热没降下来，痔疮就会反反复复难好。

他说，那我该怎么办？

老师说，吃药呗。

于是给他开了乙字汤五剂。乙字汤是治疗痔疮的专方，但凡是肺热亢盛，大肠湿毒重，一般乙字汤下去，几剂就见效了。这在来任之堂的很多痔疮患者身上都得到了验证。

果然，患者吃两剂药，就说从来没有这么舒服过。肛门疼痛出血都好了，大便也很顺畅，不会黏黏腻腻，胶着不清。

可过了一个月，患者又来说，痔疮又犯了，能不能根治啊？

老师一摸他脉，还是双寸上亢的脉象，有是脉用是药，按原方吃了又好。

第三次又是一个月后的事，他干脆就不来了，因为要忙于应酬，跑业务。他叫他朋友过来，直接按这方抓药喝了也管用。

第四次他又来了，问老师他这痔疮为何越来越容易反复？

老师说，你要少应酬，饭要吃半饱，最好不要喝酒，暴饮暴食对身体不好。

他说，酒醉饭饱，那才叫好。

原来他这几年晚上都是这样过来的。

老师听了摇头说，你都不把自己身体当回事，来找我又有什么用呢？你现在即使再会应酬做生意，拿再多单子，你将来得个肠癌肝癌，什么赔进去都不管用。酒醉饭饱，如何是好？

我们再看看，现代为什么如此多痔疮的患者，《黄帝内经》上说，**因而饱食，筋脉横解，肠澼为痔，因而大饮，则气逆**。可见暴饮暴食，是得痔疮的一个原因。饱食过后，脾胃不能运化，湿热下注大肠。大饮酒后，酒能够以辛入肺，使得肺气逆，宣发太过，周身血脉上亢。肺热久居不去，所以借以相表里的六腑大肠来泄热，故而为痔疮。

所以乙字汤里头，大黄、黄芩两味药，专泄肺与大肠的热毒，标本表里兼治，使得肺气顺、肠腑通，痔疮疼痛便血，随即缓解。当归、甘草调和气血，升麻、柴胡把气往上升提。仅六味药的乙字汤，是治痔疮良方。

🪁 肥肉厚酒，烂肠之物

现在老师说，痔疮好治，引起痔疮的原因不好医。酒醉饭饱、忙于应酬是时代的通弊。现在之所以有十人九痔之说，皆在于他们饮食无节，以妄为常啊！

孙思邈在《千金要方》上说，**一日之忌者，暮无饱食；一月之忌者，暮无大醉**。

饱食一顿，则损一日之寿命，大醉一场，则损三日之寿命。既饱食，又大饮大醉，而且还在晚上应酬多，这无疑是往火坑里跳。

在中医看来晚上阳气本来就要收藏起来，肠道不应该有过多的负担，过多的饮食也消化不了。长期过多的食物壅堵胃肠，不仅仅是得痔疮这么简单，肠息肉、癌瘤、三高随之而来。

《吕氏春秋》中提到，**肥肉厚酒，命之曰烂肠之物**。醉酒饭饱，感官是在享受，肠胃却在痛苦地忍受。

这位患者听了老师的一番劝说后，自动地减少了应酬，果然痔疮不怎么发作了。看来人要能够控制自己，就能够控制疾病。放纵欲望，放纵自己，不过是在找病受而已。

所以说：

食要半饱无兼味，酒只三分莫过频。

痔疮非无根治法，但要能把应酬停。

醉饱不是在享受，而是伤损人寿命。

贪图一时口腹欲，徒增事后难缠病。

23 | 鸡蛋牛奶，强壮民族

牛奶鸡蛋营养好，天天都吃不可少。阻滞胆管生结石，病根都没发现到。

🍶 中药管一时，清淡管一世

有个老爷子，得了慢性胆囊炎，经常吃药，他来找老师，老师一摸他脉说，左手关脉肝胆经郁滞，以后不能再吃鸡蛋了。

老爷子带着不信的眼光说，不是说鸡蛋、牛奶营养充足吗，不吃鸡蛋营养怎么够？

好像叫老人家戒掉鸡蛋，就跟夺他的营养一样。

老师笑着说，你这病反复十几年都治不好，肯定是有原因的。中医不但看你的胆囊炎，还要看你怎么会得胆囊炎。这鸡蛋黏糊糊的，吃多了胆囊壁毛糙，容易堵塞。胆经不通畅的人，吃两三个鸡蛋，胁就胀，背就痛。

后来老人家听老师的话，把鸡蛋戒掉，经过一段时间的治疗，胆囊炎很快就治好了。老师说，胆囊炎不难治，关键是医生治好后，患者如果不知道饮食禁忌，又会把疾病吃回来。

还有一个小孩子，淘气得很，反复感冒，他母亲说，为什么别的孩子一学期感冒一两次，我的孩子感冒十几次，难带死了。

老师说，你孩子肝胆经不通畅，中焦郁滞，一感冒就是小柴胡汤证。口苦咽干，你给他鸡蛋牛奶吃多了。

她疑惑地问，不是说一个鸡蛋、一杯牛奶强壮一个民族吗？不吃营养会不会不够？

老师说，那以前人不是天天有鸡蛋牛奶吃，他们营养都不够了？以前医院医生那么少，人们一样活得好好的。营养这个观念，你们要端正端正。很多老年人小孩子，都担心营养不够，其实人一天需要的能量营养很少。

不是营养不够的问题，而是烦心事太多。**健康不是要吃得很饱，而是要吃得很清净，强壮一个民族，不是靠鸡蛋牛奶，靠的是教育。强心性，比强身体更重要。**

这母亲听从老师的建议，给孩子减少鸡蛋牛奶的摄入，小孩子明显没有以前那么容易生病。他们以为是中药效果好。

老师说，其实中药只能管一时，饮食清淡却能管一世。

大脑消耗能量的百分之七八十

又有一个胆结石、肾结石的中年人。老师说，这关尺脉郁滞的患者，痰湿都很重，一定要戒掉鸡蛋、牛奶、鱼、肥肉这些黏腻之物。

患者说他天天都喝牛奶，十几年都如此。

老师说，你治了这么久病，难道医生都没有跟你说要戒掉鸡蛋牛奶吗？

他困惑地说，没有啊。

老师说，这就是病根子，人得病是有原因的，你不找出原因去反省，这人活得很被动。

患者吃了两个疗程的药，肾结石排出来了，胆结石变小了，他高兴地拿检查报告来跟我们说。

老师又问他，最近有没有吃鸡蛋牛奶啊？

患者说，听您的话，没再吃了。

老师又问，那你平时最喜欢吃什么？

患者说，我喜欢吃糯米汤圆。

老师说，这个你以后也要少吃，不是叫你单戒掉鸡蛋牛奶，凡是黏腻难消化的东西，它都会壅阻中焦肝胆脾胃，你都要少吃。

患者又说，那我该吃什么呢？

老师说，少吃荤，多吃素。把黏腻的食物，换成清清爽爽的，对于你而言，吃面食不如吃米饭。

患者同样是担心营养不够的问题，老师说，其实当人神清气爽很清净时，需要的能量非常少，每餐就一碗饭、一点青菜就能活得很好。

当你欲望很多，心态很浮时，你会觉得倾天下的营养给你吃都不够，都很累。人的大脑每天消耗的能量占身体的百分之七八十，你能静下来不烦恼，你就吃个三五成饱，都能够长得强强壮壮。

🪷 神清则心火自降，欲少则肾水自生

我跟萧道长去爬太白山时，萧道长一天就吃几粒花生米，几根松针，或者一两根黄瓜，跟他一起爬山，高山上缺氧，他不累，我们反而累得气喘吁吁。一餐饭下来，我们大家大口大口地吃几碗面，他就只嚼一根黄瓜。他还帮我们背行囊，步履轻健，我们却爬得很沉重。

因为人心清净时，他的需求是很少的。一个人他能真清静下来，一顿饭就一碗粥或一个包子都足矣。《论语》上说，**饭蔬食而饮水，曲肱而枕之，乐在其中矣。**看，古人怎么读书，**箪食瓢饮，清蔬淡菜，**却能够读出法喜来。

现在人，他们都只看到有形的营养补人，没看到无形的清静之心也能补人。

《清静经》上说，**常能遣其欲而心自静，澄其心而神自清。**道书上也说，**神清则心火自降，欲少则肾水自生。**人清静时，没什么烦心纠结，身体自动就有水升火降之妙。水火升降调和对流，天地间的能量都会进来修复身体。

我们平时老想到营养不够，其实这只是从有形的层面看，而人体更多的能量，要靠无形的气来流通补给，如果跟天地沟通的气道打开后，那么就可以接受天地间更多的能量。

牛奶鸡蛋营养好，天天都吃不可少。
阻滞胆管生结石，病根都没发现到。
以为强壮一民族，全在营养上面搞。
身心清静更重要，谁能尽得其中妙。

24 | 增强体质，
营养运动

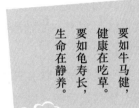

要如牛马健，
健康在吃草。
要如龟寿长，
生命在静养。

🍶 能消化的才叫营养

有一次跟老师一起出诊，看一个肝癌腹水的患者，这患者卧在床上，起来都觉得很辛苦。老师首先让我们给患者列出一大堆不该吃的东西，有鸡蛋、牛奶、水果、面食、肉类等。

患者的家人很惊讶，说，已经请过好几个医生来看，西医生都说要增加营养，说这是免疫功能降低，抽完腹水，就需要拼命地补蛋白。

老师说，那你增加了营养，觉得怎么样？

患者的老伴说，上一周给她吃了牛奶还有外国进口的最好蛋白粉，胀了三天不消化，没胃口。这一周又给她吃了一次牛奶，又胀了几天不吃饭。为什么补不进去呢？

老师说，生命在于营养是没有错，但前提是患者脾胃能消化吸收的营养。越是重病的人，脏腑元气越衰弱，越运化不动食物。应该吃清淡饮食，而且只能吃小饱，要保持饥饿感。古人说，**有胃气则生，无胃气则死**，保持饥饿感是胃气来复的一个标志。

患者也说，只要能让她有胃口吃饭，有劲坐起来，她就很满足了。

🍶 粥油润肌肤，滋阴胜熟地

这样不需要老师多交代，患者自动回避吃这些高营养、高蛋白之物。老师也建议她吃一些小米稀饭，或者米粥的上面那层，中医叫做粥油。

原来这大病后服粥是中国传统养生的一条重要原则，粥的吃法非常关键。

这粥油虽不是营养最丰富的东西，但它却是最平和最容易为患者吸收之物。

《本草纲目拾遗》中说，**粥油能实毛窍，滋阴之功胜熟地**。可见善食疗者，可以把粥当药食。粥的上层稠厚的汤水，乃米之精华，服之最能补精益气，推陈生新，通利肠胃，令人神清气爽。

在《紫竹林单方》中提到治疗精少不孕的方子，用粥油取来加盐少许，空心服下，其精自浓。

可见，天下最平常之物，并不是最有营养之物，却能长久地补精血，因为易吸收反而更能增强体质，能增强体质，所以我们要有这样的观念，大药在于平常，营养在于能充分消化吸收。

🔥 大动，小动，微动

又有一个脂肪肝的患者老找老师治疗，他才四十来岁，看起来身体还算强壮。

老师一摸他的脉说，你双寸亢盛，尺部不足，气血上冲于头脑，走于外面，相对其他脏腑肾里面精血亏虚。你这身体，要少应酬，少喝酒，少运动，多静坐呼吸，来增强体质。

患者说，西医生建议我通过运动来强壮身体，但为何我一运动，比如小跑，头就晕，胸就闷，运动完后，反而更加疲累？

老师笑着说，生命在于运动，没有错，但生病的人，不是都适合运动，而且运动也分大动小动微动，你这身体都属于虚劳体质了，下面尺部都是空虚的，精血收藏还来不及，怎么还能往外消耗付出呢？

现在你肝部疲劳，本身五脏六腑气血就不充足，你还通过运动，把气血调到肌肉皮毛、头面九窍来，使得内脏就更缺血了。

人本身气血就有个定数，你大脑老是静不下来，导致脉象上越，上大下小，上面头脑充血，下面脏腑缺血，一运动手脚肌肉又跟脏腑抢血，皮毛扩张，汗水外流，汗血同源，也是在消耗血，哪能不头晕胸闷、眼花脚软呢？你这不是在增强体质，而是在自我折腾。

中医认为肝藏血，肝是血库，你本身脂肪肝，就已经是血库空虚了，一个国家在国力强盛时，可以调兵遣将，保护边疆，击退敌人。但如果你国库空虚，本身能量就不够，你还往外面调，不知道休养生息的重要，这样打仗就是在劳民伤财，你必须先养起来，才有得一战。靠运动来增强体质，也得让你身体内脏气血慢慢恢复过来再说。

营养运动要把握度

患者听后，终于明白了，点了点头，说还是中医分析得有理。

确实运动必须要有选择，有人说，生命在于运动，这句话有错吗？

当然没错，但久病虚劳之人，不应剧烈运动，而应缓慢地微运动。肿瘤癌症的患者，同样也需要运动，他们扭扭腰，散散步，也属于运动，但这个度必须把握住，不能搞得大汗淋漓，运动后更疲惫。

对于这类免疫力非常弱的患者，他们适合这样一条运动原则，大动不如小动，小动不如微动。即《黄帝内经》上说的，微动四肢，温衣。

这一个微字就非常妙，堪称微言大义。一字之立，坚如磐石，一义之出，灿若晨星。

而老师常提倡患者的静坐呼吸也是一种微运动，更适合那些大脑静不下来，又身体疲乏的人去做。可见，增强体质，盲目追求营养运动是不行的。大病的人，反而适合多吃些清淡的素食之类，体虚的患者，反而适合多卧床，多休息。

有人又会问，素食会不会没营养？不运动，如何增强体质？

老师说，你看那些牛马长得够壮了吧，牛能拉上千斤的犁，马能日行千里，它们吃啥。你再看那些乌龟，它被垫到床底下，动都不动，活得比谁都长寿。可见：

要如牛马健，健康在吃草。

要如龟寿长，生命在静养。

25 | 山楂减肥，绿茶瘦身

山楂消肉积，
看似可减肥。
绿茶通肠道，
仿佛可瘦身。

🥢 茶叶寒凉，体虚慎服

有患者说，给我开些山楂吧，我要减减肥。

老师说，你怎么知道山楂能减肥？

患者说，山楂消肉积嘛，养生专家都这么说。

老师说，我倒少用山楂减肥，人会肥胖，肉多只是一方面，其实肥的更多的是湿，所谓的减肥能够把湿减下去就成了，所以我用苍术来减肥。把脾功能加强，脾主大腹，腹部水湿代谢好，人就会轻快些。

又有经常在外面应酬的患者，长了啤酒肚，听说绿茶可以减肥，也经常泡茶喝，肥没有减成，反而把胃吃寒了。

可见绿茶减肥也是片面的，古书上说，茶叶乃寒凉之物，体虚之人要慎服。有个患者长期喝茶，喝到胃寒，口中泛清水，啤酒肚更大了，从此不敢喝茶，改为泡红参片，才算把胃寒制住。

老师说，若用绿茶来通便减肥，还不如用鸡矢藤，鸡矢藤消积通肠，配上苍术健脾升清。清浊升降相互协调，就可以让身体轻快起来。

🥢 减肥茶的由来

我们问老师，这个药组是怎么来的？

老师说，这也是他无意中得来的经验。

有个在电台工作的男性患者，三十多岁，啤酒肚，到后来吃饭都不能吃饱，连喝水都长胖。人气又虚，老没劲。他要老师开补药，又希望老师给他减肥。

老师就说，好吧，我给你开两味药，泡泡茶试试。于是随手开出苍术、鸡矢藤两味药，并且告诉他这是大补之药，让他回去安心泡茶喝。

结果，喝了一个月，啤酒肚下去了，人也精神有劲，他单位里的同事就觉得很神奇。因为现在不少人中焦瘀堵，女性肚腹周围容易长出像游泳圈样的赘肉，男性就出现啤酒肚。他们都很困重，活动不利索。

于是他的同事纷纷过来任之堂找老师，跟老师说，大夫你给我同事开的是什么药，为什么以前他喝水都长胖，现在大口大口吃饭也不长胖了，能不能给我也包一些回去吃呢？

老师说，我一天看那么多患者，也不记得给谁开过什么药。这样吧，你去把药带过来，我看看。

第二天，药拿来了，是两种药，一种一片片的，一种切成一小丁一小丁的。老师一看，恍然大悟，原来就是苍术跟鸡矢藤。这药马上成为他们单位内部的减肥茶。

🍶 南水北调，互通有无

我们问老师，为什么老师说这是大补药呢？既减肥也增加精力。

老师笑笑说，这就是按中医基础理论开出来的方子。如果按见肉消肉的思路，看到肥胖，那是肉积，我就用山楂减肥，要么就用绿茶瘦身，这样身体肥肉没有减下去，反而减出病来，反而把身体精气神搞差。

因为用山楂绿茶，只看到身体的肥肉积滞，没有看到脏腑的运化功能，其实这个人呐，他肥胖，又觉得精力不够，想吃多又不敢吃多，很疲倦，这不是营养不够，而是营养物质不能从中焦输送到四肢中去。这样四肢就没劲，而中焦的积滞就堵得更多。

所以我们治疗就有两个思路，一要恢复脾运化升清的功能，因为脾主大腹，也主四肢，通过苍术把中焦大腹的积滞疏通开来，运化到四肢头面去，就像南水北调一样。

然后再通过鸡矢藤把多余的垢积浊气降下来，排出体外，再配合适当运动，出出汗，爬爬山，这减肥也不是个难题。

🍶 两组减肥茶

所以人家说要减肥，我们不能人云亦云就给他开减肥消肉的药，我们要看到肥胖背后的机理。

人体始终都是"阳化气，阴成形"的，人体的水饮遇到热就会化成气输布四肢，疏散开来。

如果遇到冷就会积聚成形，就像现在很多肥胖的人，他们肚子是凉的，臀部也是凉的，我们要把它看成一堆痰饮阴邪来治。

《伤寒论》上说："病痰饮者，当以温药和之。"

你要温通它而不是冷却它，像山楂、绿茶都是在冷却身体，身体越冷却肥胖就越顽固，这就叫"阴成形"，形体就越来越多赘肉。

我们要反其道而行，恢复脏腑气化功能，用"阳化气"的思路，健运脾肾，使水津四布，变无力的赘肉为有用的精气。这样既能达到减肥效果，还能达到补益气力之功。

所以最好的减肥就是不伤人减肥。脏腑气化功能足了，肥肉也下去了。**我最常用的两组药对，一组就是苍术、鸡矢藤，另一组就是白术、枳实，都是达到脾升胃降、清升浊降的效果。**

> 山楂消肉积，看似可减肥。
>
> 绿茶通肠道，仿佛可瘦身。
>
> 肥肉没减下，反而徒伤神。
>
> 患者也困惑，中医非不能。
>
> 得从脏腑调，打开升降门。
>
> 脾胃能健运，阴阳才平衡。

26 | 饭菜不咸，干活没劲

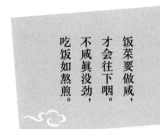

饭菜要做咸，才会往下咽。不咸真没劲，吃饭如熬煎。

五味过食容易导致脏腑失调

中医讲究用药物的四性五味治病，以究人体之偏。如果患者过食五味导致脏腑失调后，也很容易分辨，这点《黄帝内经》上总结得非常精辟。

"是故味过于酸，肝气以津，脾气乃绝。味过于咸，大骨气劳，短肌，心气抑。味过于甘，心气喘满，色黑，肾气不衡。味过于苦，脾气不濡，胃气乃厚。味过于辛，筋脉沮弛，精神乃央。是故谨和五味，骨正筋柔，气血以流，腠理以密，如是则骨气以精，谨道如法，长有天命。"

用这个思想去指导调节人体饮食，就可以减少疾病。

为何老师总会再三对患有"三高"、心脏病、肾病的老人家强调少吃咸呢？西医认为多吃盐会加重高血压，加重心脏病的心肌损害，故老年人饮食应偏淡，少咸可以益寿。

而在《黄帝内经》里就可以看到"味过于咸，大骨气劳，短肌，心气抑"的道理，肾是主骨的，过咸会劳伤肾，会使心气抑。所以古人说，若欲身体安，淡食胜灵丹。

餐馆老板的苦恼

有个患者，男，四十来岁，是一家餐馆的老板，近一两年来，老是腰酸，口干渴，晚上失眠，视力减退，脸色晦暗，医院检查转氨酶偏高。

他说过一个月就要再办餐馆里的卫生证，他担心自己的身体状况，怕检查会通不过，很是苦恼，于是问我们有何良策？

我们跟他说，你做餐饮的，晚上要搞到比较晚，长期熬夜，使血难归于肝，精难藏于肾。消耗的远比生成的要多，所以经年累月下来，肝肾精血就亏虚了。肝肾精血一虚，腰酸眼花，胁肋不舒，失眠，甚至转氨酶偏高这些病症都可能出现。

他又问，那我脸色比以前黑，口中相对要干渴一点，又是什么道理？

我们跟他说，脸色偏黑，如果不是经常晒太阳运动的人，那么就是这个人肾气调用过多，肾水上泛。口中干渴，则是身体的水分流失太多，元气不足，不能气化。

他说，我饮多少水也不解渴啊。

我们跟他说，你平时吃饭味道偏重了些。

他惊奇地说，是啊，你怎么知道？家里经常我炒菜，饭菜如果不咸，我吃起来没味，干活就没劲，家里其他人，都说我做的菜味道重了些。

我们跟他说，问题就出在这里，你要少吃盐，少吃油腻的，多吃清淡的饮食，多吃素。

他说，吃太清淡了，干活没劲怎么办？

我们跟他说，你吃偏咸了，才是干活没劲的道理。咸刚开始可以把你肾气调出来用，越调到后面，你肾气越虚，气色就越黑，肾水不生肝木，转氨酶就高，肾水不济心火就失眠，肾水不生肝木以养眼睛，这视力就减退。你试试服用杞菊地黄丸，再加上减少油盐减少肉，清淡饮食半个月，再去做个检查，应该身体会好些。

由于要办卫生许可证，他必须要把自己的生活嗜好改过来。这样半个月以后，他打电话来，高兴地说，吃了这个药丸，身体很好，比以前有劲了，晚上也少失眠了，脾气也没那么躁。

我们问他，那饮食方面呢？

他说，我一回去就把肉减少了一半，炒菜时，盐也少了一半，刚开始淡淡的，没味道，觉得不是很习惯，但为了身体，还是坚持吃一段日子，现在反而习惯了，清清淡淡，更能吃出真味道来。这次我去体检，发现检查报告里指标都正常了，转氨酶也不高了。我以前都不知道，我这身体是吃太咸生病的，这次你说吃淡一点，把我的身体调整过来了，非常谢谢你。

🎻 三个现象

我们问他，现在口还渴吗？

他说，口不怎么渴了，可能跟吃得清淡一些有关系吧。

我们跟他说，没错，《黄帝内经》说，咸味能使人血液凝滞，叫做"多食咸，则脉凝泣而变色"。

我们看，有三个现象。

现象一：市场里的猪血，原本血液新鲜不凝固，用了一个办法，就是往上面撒点盐，就立马凝固了，血液凝成块状，不能流动，可见这多食咸伤血脉的道理，简单易解。故各类心脏病高血压者患者以清淡饮食为第一。

现象二：炒菜时，本来青菜没什么水出来的，你只要放一点盐进去，青菜里头的水马上被调出来。

现象三：

做饺子的时候，第一步要做饺子的馅，要充分把青菜馅里的水液挤出来，这时用的办法也是往青菜里面加点盐，很快那水就被调出来了。这样水一旦被调出来，青菜细胞里就缺水。对应到人体身上，组织结构缺水，就会发出干渴的信息。这就是为何吃咸的人，老容易觉得口干渴，喝多少水都不解渴。这时其实只要饮食清淡些，人马上就舒服了。

可见小误区的调整，却换来身体的大健康啊！

饭菜要做咸，才想往下咽。

不咸真没劲，吃饭如熬煎。

不知咸伤脉，令人脸色变。

咸也伤五脏，肝肾病症现。

口干视物减，腰酸腿不便。

转氨酶升高，晚上睡眠浅。

要将身体检，卫生证因缘。

问道于中医，需将咸味减。

清淡饮食后，身体赛从前。

轻松过体检，淡食保安眠。

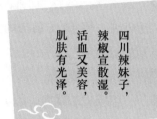

四川辣妹子，辣椒宣散湿。活血又美容，肌肤有光泽。

27 | 辣椒宣散，活血美容

🐣 精神过亢之人不适合吃辣椒

有个患者手上长湿疹，脸上也长，但脚上却没有长。

她问老师，为何别人都长在身上或在脚下，她一长就长上脸？

老师边摸她的脉边说，右路脉上越，气机不降，整个肺胃都降不下来，肺主皮毛，胃主肌肉。上亢的气机，把水湿都带到上焦头面和肢体皮肤肌肉里面去了。你这湿疹只是表象，你还有慢性咽炎、食管炎、胃炎，这条消化道下来，都有问题。

她点了点头说，是啊，我咽炎有好几年了，胃也不舒服，该怎么办呢？

老师说，你要戒口，性子太焦躁了。你这脉象不适合吃辣椒跟喝酒。

她说，辣椒我喜欢吃，酒我偶尔喝，不是说四川女孩子吃辣椒能美容吗？酒也可以活血啊？

老师跟她说，你不是长在四川，四川是一个盆地，湿气重，盆地就是一个下陷的势，用辣椒可以把气机往上拔，发越出来。对于双手脉象不上越的人来说，适当吃点辣椒跟酒，是能够行气活血，有助于流通血脉。但你的脉象是上越，精神过亢，辣椒跟酒，味辛，走的是肺，肺居于上焦，你的身体情况是肺已经宣发太过，上亢得太厉害了，你再加酒跟辣椒进去，就好像火上浇油一样，整个气血往上调得更厉害。气血上走的同时，水湿痰饮都降不下来，所以导致上半身容易长湿疹痤疮。

下面的气血往上调后，人的腿脚就困乏，不喜欢走路。

她点了点头说，这几年，她老容易觉得疲倦、腿重。

老师跟她说，辣椒是辛味，凡辛味的食物或药物都带有宣散行气的作用，但是宣散行气太过的代价就是要消耗身体的津液，所以《黄帝内经》说，味过于辛，筋脉沮弛，精神乃央。味过辛，濡养筋脉的液体就会被调动出来，筋脉就会没劲，人就会显得不精神。所以我们临床上根据这个道理，选用一些风药或行气药帮助气机转动起来，几剂药后就要加一些养阴益气的，这样防止它耗散太过。

湿疹可用杏苏五皮饮

她又问，还有什么要注意的？

老师说，你这除了吃辣椒太过外，还有平时小气生得太多。

她说，确实是这样。

老师说，人生气也是在拔肾根，把水湿从下往头面上发越，所以常生气的人，脸上容易长斑，气色不好。而且生一场气，跟别人吵一次架，消耗的精力体力比参加一次三千米的长跑还大。

然后老师给她开杏苏五皮饮，杏仁用到 25 克。只吃了三剂药，患者手上脸上的那些湿疹，全都收下来了。

她回来复诊时，再亮出她的手，果然一干二净。

老师跟她说，以后要少吃辣椒了，不然一吃，又把水湿拉上去，那可不叫美容，而叫毁容了。

她点了点头，把老师这句话听进去了。

> 四川辣妹子，辣椒宣散湿。
> 活血又美容，肌肤有光泽。
> 地方之饮食，非人人适合。
> 寸脉浮亢的，喜爱生气者。
> 辣椒再下去，向上发水湿。
> 脸斑湿疹多，恢复日迟迟。
> 杏苏五皮饮，降气又利湿。
> 从此辣少吃，才算把病治。

28 | 饭后水果，帮助消化

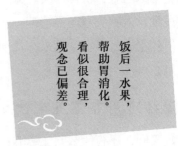

饭后一水果，帮助胃消化。看似很合理，观念已偏差。

🦫 饭后水果腹泻案

有个患者，男，五十来岁，在一顿晚饭后，家里人买来了西瓜，当时天气正热，大家都想吃点西瓜，解解馋，也解解渴，于是把西瓜切开来，他只吃了一小片，吃完后，腹痛难受，立即上厕所，大泻一番，腿脚没劲，整个人觉得晕晕沉沉的。

他问我们，该怎么办呢？

我们看他舌苔白腻，说他这个是夏季暑湿，脾胃为寒湿所困运化不开，本身吃饱饭后，消化道压力就大，要消耗一定热量，把食物消化转输，而这时加进寒凉的水果，消化道一下子适应不过来，立即腹胀、腹痛、腹泻，我们便叫他去买盒附子理中丸来吃，当天晚上吃，第二天就没事了。

他从此就知道饭后不应该立即吃水果，起码要等肠胃中食物消化彻底后再吃。这是他自己的经验了，因为他以前不在饭后吃水果都没有发生过腹泻。

🦫 饭后水果心慌案

又有一个患者，女，五十来岁，十堰当地人。她饭后吃了一个苹果，马上胸闷胃胀，来到任之堂。

老师一摸她右关脉说，胀得这么厉害，以前不是交代你不要吃水果吗？你这心脏本来就不好，水果寒凉，会消耗心脏的阳气。心脏功能不足，水果在胃里就不能够被彻底运化开。所以大部分老年人心阳不足的，他们见到水果都不敢碰。

然后老师便给她开桂附理中丸，还帮她拍拍内关，马上就舒服了。

🔥 炉中添火与雪上加霜

其实，不仅是中医认为饭后不宜立即吃水果，西医也这样认识。由于水果含有各类丰富的单糖，必须在小肠中才会被彻底消化吸收，而胃里由于饭后塞满了食物，水果就堵在那里发酵，产生很多气体，这样胃胀、胃痛、胃酸过多就来了。

中医讲心胃相连，胃受水果凉性所伤，就会动用心脏的阳气来救助，你本身有心脏病，心阳不够，又要心脏分出一部分阳气去帮助胃消化，这样心脏自己都觉得力不足了，所以就开始心慌心悸。这就是很多心脏病的老年人，不仅饭后不能吃水果，就连平时也要少吃水果的原因。

我们也看到过很多到医院里探病的人，都给患者捎去大量的水果，特别是苹果，他们认为苹果代表着平安。其实患者如果是身体阳气不够的，一吃这水果下去，病痛立马反复，本来好转的势头，又被打回原形。

老师碰到这种情况的时候，便会帮患者纠正这一误区，说，我们医生拼命地给你们炉中添火，把阳气扶起来，让阴寒之邪散开，你们患者却不知道养生误区，屡屡给自己身体雪上加霜。这样跟养生大道背道而驰，怎么能治好病呢？

> 饭后一水果，帮助胃消化。
> 看似很合理，观念已偏差。
> 夏季老人家，饭后吃西瓜。
> 吃完腹胀痛，随后便去拉。
> 心脏病老人，苹果随手抓。
> 嘴上才吃完，闷胀渐渐加。
> 医院看患者，要知健康法。
> 不然送水果，容易伤病家。
> 尤其阳虚者，怕凉果肃杀。
> 医生添火把，莫将霜雪加。

29 | 大便秘结，
上火困扰

肠道不通岂独火？
谁能想到寒气滞。
一味寒泻伤身子，
不知温通把病治。

⚘ 便秘论虚实，方向要正确

便秘是一种常见病，中老年人经常得，现在年轻人也容易发病。在任之堂不时可以碰到三五天一次大便的患者，很多便秘的患者都形成了一种思维定式，来就诊时直言不讳地说道，医生，我上火了，便秘，给我开一些泻药吧。

是不是真上火了呢？

余老师说，真上火的少见，上热下寒的多见。

有个患者三年多便秘，大便干燥得像羊屎，经常四五天才解一次。

老师问道，你是不是经常吃水果？

患者说，是啊，天天都吃香蕉。老师说，你要想把便秘治好，就先把香蕉戒了。

患者就像不能接受一样，对老师这番话非常不解，问道，不吃香蕉，大便不更难下吗？

老师说，你这个是冷秘，越吃凉的东西，肠道收缩得更紧，更下不了。你这个身体，长期吃下火的药和泻下的药，当时便秘会好些，但药力一过，反而会加重。如果香蕉真能帮你通便的话，你也不会四天解一次大便了。如果三黄片、上清丸这些凉泻之药可以帮你治好便秘的话，早就治好了。

⚘ 冬天的笔芯，因寒而凝

患者还是有些不解，老师叫患者伸出舌头来，舌尖红，有齿痕，舌根一片白腻，很明显是上热下寒，寒火两重天，这样单吃凉泻的药，图一时之快，最后反而会留下缠绵难愈的肠寒病根，结果就会使便秘更加严重。

后来老师给他开附子理中丸加上麻子仁丸，寒温并用，以温通为主，重用白术，把他便秘给治好了。

在任之堂，每天碰到那么多患者，大便秘结因为上火的占少数，因为长期吃寒凉之物导致肠动力不足的占了多数。很多患者反反复复治不好就是因为治疗的方向错了。

冬天跟老师抄方的时候，在下雪天气最冷的时候，我们抄方用的笔很难出水，出得非常细，很不滑利。

老师就从煎药房里搬出一台火炉来，一方面可以取暖，另一方面我们找到了让笔快速滑利出水的窍门，就是把笔芯放在炉子上面，烤个几秒钟，再写字就流畅滑利，毫无半分阻滞，能随心所欲地抄方。

通过对笔芯的观察，老师说，这就好像人体内部的气血，气血碰到寒气，就会凝住不通，或者通而不畅，而碰到温暖就会运行得很流畅快速。

《黄帝内经》说**寒主收引**，又说，**血脉遇寒则凝，得温则行**。身体气血流通跟写字的笔是一样的道理，你把笔芯烤暖了，它出水顺利得很。

同样人的肠胃不受寒了，有足够的阳气，那大便就像这笔水一样，非常通畅。所以古方半硫丸就是治疗冷秘的专方，而我们在临床上也常用大黄配附子来治冷秘，发现效果还不错。

我们又问老师，如何辨别是冷秘还是热秘？

老师说，很简单，便秘的患者在吃下火通便药之前，首先可以先看看自己的舌苔，如果舌根部发白，那就要慎用了。

还有女性患者要想想来月经时，小腹是不是发凉、冷痛，冬天是不是双脚特别冷，如果是这样的话，不但下火的药不能轻易吃，水果、冷饮也不能轻易沾。

> 肠道不通岂独火？谁能想到寒气滞。
> 一味寒泻伤身子，不知温通把病治。
> 好比冬日圆珠笔，越冷出水越干涩。
> 拿到火上稍一烤，随心所欲写出字。

30 | 咽喉肿痛，清热解毒

咽喉上火了，清热解毒治。越吃越怕冷，应该去反思。

🍶 虚火慎用凉药

患者：医生我上火了。

老师：你怎么知道是上火呢？

患者：我咽喉肿痛，你给我开些清热解毒下火的药吧。

老师：你吃过什么下火药没有？

患者：吃了三黄片、牛黄解毒丸。

老师：为何好不了呢？

患者：药下得轻，你给我下重一点的。

老师：你看是火，我看是寒，如果真是上火，三黄片、牛黄解毒丸早就解决了，你这是虚火上冲，下焦寒凉，舌根发白，冬天手脚冰凉，走路双脚沉重。你盲目吃下火的药，只会加重下面的寒凉，就像雪上加霜，越吃越怕凉。

患者：难怪我这几年老没精神，比起以前更怕凉，那该怎么办呢？

老师：少熬夜，虚火不上冲，少吃冷饮下火的，身体才有热气，人活着就靠那团热气，小孩热气足，浑身暖洋洋，身体健康得很，老人家热气不够，身体差。你的身体就咽喉上面那点虚火，下半身都凉透了，不能再轻易服凉药了。

🍶 找到疾病的根源

患者：那吃什么药呢？

老师：**用引火下行法，使寒热对流，心肾相交，让身体自行调补。**

于是老师就开龙骨、牡蛎、川牛膝、附子等引火下行的药，没有用一味清热解毒的药。这样三剂药过后，怎么用下火药都治不好的咽喉肿痛，就这样解除了。

老师说，虚火上冲不管是咽炎、食管炎，还是牙痛、咳嗽，这龙骨、牡蛎、川牛膝三味药都非常好用，它们既不是补也不泄，而是把身体上热下寒、虚火上冲的体质纠正过来，它们能够引自身的火来暖自身的寒，使寒热对流，虚实互补，这样上下气血调和，疾病自然而愈。

可见看似多余上越的火，它不是没有缘故的，而是身体在自救，在自我调整。老师常跟我们说，**身体任何一个疾病反应都是在自救，不要去轻易消除它，必须要找到疾病的根源。**就像上热下寒，虚火上冲一样，很多人就随便清火下火，这样一次两次还受得了，反反复复多次过后，体质就变差了。所以大量打消炎针，服清热解毒下火药让不少人的身体都垮了。

咽喉上火了，清热解毒治。

越吃越怕冷，应该去反思。

寒为周身寒，热是局部热。

寒热不对流，才会这样子。

引热下行法，治好方才知。

从此戒凉冷，你说是不是？

31 | 慢性咽炎，多用含片

慢性咽炎小问题，
总靠含片把咽利。
谁知久含也不愈，
旧病不去添新疾。

咽炎含片多伤脾

慢性咽炎，多用含片，连小孩子都知道去买金嗓子、清凉喉片。有些人吃了咽喉清凉清凉的很舒服，可有一部分人吃了却不舒服。

有个患者长期咽炎，吃这些喉片是他每天都必须做的事，结果咽炎没治好，反倒经常拉肚子，大便不成形。在老师这里调，老师一把他的脉说，你这个是上热下寒，凉的东西吃多了，上面的火没清下去，把下面的胃肠吃寒了，平时是不是老容易反酸胃痛？患者点点头说，以前脚不凉的，现在脚都有些怕冷。

老师跟他说，你以后要把这个喉片戒掉了，不能再吃了，再吃下去整个人都没火力了，整个肠道到时都消化不了食物了。

他说，是啊，大夫，有时候吃什么菜就会拉什么菜出来，我这咽喉痛很多年了，为什么不能吃喉片？

老师说，有不少咽炎用喉片都没治好，却吃出了胃寒肠寒，这是过用寒凉所致，现在市面上卖的这些咽炎含片基本上都是凉利的，**凉利之药伤脾肾，虚寒之人当慎服**。你如果实在不知道自己的体质如何，就看看自己手脚是否冰凉，舌苔根部是否白腻，如果是的话，绝对要禁吃，不然会吃出大病来的。

凉药久服，大损阳气

又有个药厂的人，经常抽烟，咳痰口臭，说话声音也沙哑，他就喜欢买各类喉片来吃，还喜欢一边抽烟一边吃喉片。老师叫他伸出舌头来看，发现整个舌根部一片白腻，便跟他说这个坏习惯要改过来。他说，我挺好的，没什么病，这样吃了几年都没事，不吃咽喉还觉得不舒服、说话不利索呢。

老师说，水滴石穿，绳锯木断，寒凉的东西它伤人，不是一次两次，而是长久累积使然，这叫**冰冻三尺非一日之寒**，你不要以为每天吃得少没事，你长期久服，它会把你五脏彻底搞坏。

这患者并没有把老师说的话当回事，没想到又过了一段时间，他就因为急性胃痛胃溃疡大发作而住院了，他十分后悔当初没听老师的话。

老师说，小小药片也要辨证使用，不要以为药力微小而轻视它，**千里之堤，毁于蚁穴**，再强壮的人你叫他每天吃生冷凉果，不需要几年，风湿、肠寒都来了。

至于你身体适不适合吃清凉含片，你可以判断一下，如果痛经、小腹凉、舌根白腻、脉沉迟、冬天手脚怕冷的人不适合吃，或许刚开始吃的时候觉得咽部有所缓解，可吃久后，大便就稀烂不成形，小便也多了起来。

人体的脏腑经脉就是靠那团热气在维持，长期吃凉利的东西就是让你的身体不断进入秋冬天肃杀收藏的状态，你的经脉不断在收缩，五脏六腑就像经常被泼冷水冰水一样，这样不注意的话，就很容易得大病。

> 慢性咽炎小问题，总靠含片把咽利。
> 谁知久含也不愈，旧病不去添新疾。
> 胃寒肚冷大便稀，赶紧回头来得及。
> 莫为病小就轻敌，待到大病药难医。

32 | 口腔溃疡，
虚火上扰

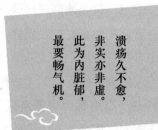

溃疡久不愈，
非实亦非虚。
此为内脏郁，
最要畅气机。

🍶 口腔溃疡如火山口

现在治口腔溃疡很多大夫都知道说不就上火了吗，实火就吃点牛黄解毒丸、上清丸，如果治不好那就是虚火，虚火上扰就吃吃知柏地黄丸。

这样一想，不是实火就是虚火，好像没错。

老师却说，其实只对了一半，现在临床上更为常见的是一种叫做郁火的，是由气机郁滞不通导致的。

我们问郁火怎么治疗？老师说，**火郁发之，口腔溃疡就像一个火山口一样，脾胃中焦郁滞不通，脾又开窍于口，这些郁火就通过口腔溃疡的形式爆发出来。**

口腔溃疡本是身体在自救，如果见火治火，直接用泻火的方法把这些火压回去，这叫对抗疗法，吃久了人难受，泻火泻多了人没劲，你们说说看，不用对抗疗法，顺而为之该用什么方子？

我们有的说，左关郁用逍遥散。

还有的说，右寸关不足用补中益气汤。

也有的说，右关郁上热下寒，用半夏泻心汤。

老师点头说，很好，中医不是一病一方，而是一人一脉一方，肺脉亢盛我们用升降散也治好不少口腔溃疡，升降散就是火郁发之，顺其性而为。

传统的中医都会看到疾病的本质，脏腑有郁热想要透出来，我们就想办法让它透出来，或从汗走，或从大便排。升降散里虽然只有四味药，上宣风透热，下通肠降浊，就像太极推手，四两拨千斤，对于临床各种郁热化火的病

症，不仅是口腔溃疡，还有咽痛、风热感冒发烧，这些病症都可以用。

唱歌运动发郁热

有个患者，工作多年一直都患口腔溃疡，反反复复每个月都发，一发起来就要一两周，中医西医都试过，吃那些泻火的凉药还有滋阴的补药，吃到手脚发凉。

老师说，小伙子，我们不按你以前治过的思路走，你这个关尺部脉都郁住了，你到药房门口大声喊出自己的名字，然后下午跟我们去爬山。

这小伙子只喝了几剂半夏泻心汤，先把吃伤的脾胃调过来，后来又改为升降散，一番调治就把他多年的口腔溃疡治好了。治好后患者感到中医的神奇，说是想要改行跟老师学中医。

老师跟他说，年轻人，回去好好工作吧，中医不是凭一时热情学的，不过你如果真想学一些中医常识，利用工作之余也未尝不可。

于是老师叫他一改以前的陋习，带他到山里，叫他大喊自己的名字，尽情地唱歌，并让他没事就去自然里活动、唱歌。后来这娃子到外地去工作，再打电话回来说，口腔溃疡不犯了，现在跟人打交道，说起话来，底气都足三分，人也比以前阳光了。

这并不是药物的作用，实际上大吼跟运动、唱歌让他脾气运化，肝气条达，身体脏腑内的郁热通过声音跟汗排泄了出来，那么身体就没有必要再通过口腔溃疡来泄热了。可见养成良好的运动生活习惯及保持乐观的心态，对他人生的帮助才是最大的。

运动可健脾，疏肝歌一曲

我们发现，不仅是得口腔溃疡反复不愈的患者，还有各种疑难杂病的患者，这些人之所以长期带病，一方面多少有些抑郁焦虑，还有更重要的原因就是不爱运动。

而那些爱运动爱出汗的人，他们身上的脏腑郁热从汗而解，很少会得口腔溃疡的。还有那些心胸豁达、气定神闲的人，身上也少郁热，因而也很少得口腔溃疡。

所以说患者**到山里去运动，就是在吃补中益气汤，然后再高歌一曲，大吼**

一声，就是在服逍遥散。

　　老师笑着说，**懂得这个道理，我们用补中益气汤又何必拘泥于药方呢？用逍遥散又何必非得用到药呢？能够令患者脏腑郁热透发出来，顺其性而治其病，就是中医。**

　　　　　　　　　　溃疡久不愈，非实亦非虚。
　　　　　　　　　　此为内脏郁，最要畅气机。
　　　　　　　　　　火郁当发之，凉泄不可取。
　　　　　　　　　　对抗伤身体，顺性把病祛。
　　　　　　　　　　运动可健脾，疏肝歌一曲。
　　　　　　　　　　明得此中理，做个真中医。

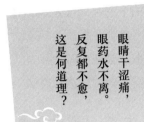

眼睛干涩痛，眼药水不离。反复都不愈，这是何道理？

33 | 眼睛干涩，眼药治疗

枸杞菊花茶与眼药水

想起备战高考的时候，重点班里没有哪个学生不用眼过度的，眼睛干涩模糊，成了当时的通病。

特别是高三下半学期，全班戴眼镜的学生比例直线上升，很多同学桌上都摆有各种牌子的眼药水，甚至一个星期都可以用上一瓶，但还是不行，眼睛干涩只是暂时得到缓解。

后来有同学开始泡了枸杞菊花来饮用，发现对眼睛因过度使用而导致的干涩昏花更有好处，这样班上又流行了一阵这个泡茶方，显然比单点眼药水管用。

当时高三还不懂什么叫中医，更不明白什么叫做肝开窍于目，后来上了广州中医药大学后才算明白了这泡茶方的机理。

枸杞子能养肝肾之阴，有子降之功，菊花能疏散眼目风热，还能平肝，有花升之力。

道医会上有个医生说，治眼睛病，别人在挑灯火，我专添灯油。这是说眼睛虽然只是七窍的一部分，但却与五脏相通应。《黄帝内经》认为五脏六腑之**精皆上注于目**，又曰"肝开窍于目"。

用枸杞子就是在添灯油，在养脏腑之真，补过度用眼造成的耗损。而眼干涩火热用菊花就能疏散风火热气，还能令眼睛明亮，就像在挑灯火。可见这两位药是治疗过度用眼导致干涩的最佳拍档。

年轻人单这俩味药就管用，中老年人如果伴有肝肾亏虚的，在这两味药的基础上加进六味地黄丸就是古代的名方"杞菊地黄丸"。明显可以看到杞菊地黄丸加强了补肝肾精血、添灯油之功。

后来我们一想，这用眼药水跟泡茶方一比，就好像干旱的田地长的庄稼，你说是往枯干的叶面喷水管用还是直接往庄稼根部的土里灌溉水管用？当然还是直接把水灌溉在根部，庄稼才能迅速恢复生气。

眼药水只是在苗叶上用功，杯水车薪，只起到略微缓解的作用，而泡茶方却能直接滋养到根部去，在人体而言，眼的根部就是肝，就是五脏。

🐚 只见树木，不见森林

在春秋二季，以前经常都会碰到流行性红眼病患者。患者通常眼部干涩，火烧火辣的难受，而且一得一大片人。

有个患者在医院上了吊瓶，用了激素，还不断地点眼药水，花了几百块，五天下来也没有把眼睛治好。眼睛充血干涩，疼痛畏光。

他无奈之下来到任之堂想寻求中药治疗，刚开始他还有些半信半疑，以为中医是慢郎中，但被逼到这个份上，也只好试一试。

他问老师中药多少天可以治好。

老师说，先开三剂试试。他说眼睛这么红痒，不用眼药水行吗？

老师说，你都用了那么多眼药水，如果能治好早就好了。

这样老师就开了蒲公英、桑叶、薄荷、甘草，不过常用的几味中药，一剂四块钱，三剂十二块钱。患者看了看也没说什么。

结果第一剂药吃完后，第二天充血干痒就消除了，他非常惊喜，第一反应就是把其他红眼病的患者叫到任之堂来看。

不用眼药水却可以把眼睛治好，其实知道中医基本常识的人都可以理解，这就是中医的整体观。中医不头痛医头，脚痛医脚，同样不眼痛医眼，鼻塞医鼻。通过眼睛的问题要看到五脏六腑、经络气血的盈虚通滞。一个小毛病影响整个身体，是整个身体状态的反映，牵一发而动全身，这就叫做中医。

很多人思维定式，见山是山，见水是水，见到眼病就是眼病，把眼睛病变当做局部病变来处理，就容易被局限住了。诸如此类的养生误区很多很多，究其源都是因为缺乏中医的整体观。

中医不仅看到树木还要看到整片森林，甚至要看到整座山脉，这树木长得

不好，就要看到深层水土的问题，有了整体观，这才叫中医。

眼睛干涩痛，眼药水不离。
反复都不愈，这是何道理？
肝开窍于目，要注重整体。
如禾苗干枯，灌溉往土里。
如灯火昏暗，添油到罐底。
养肝即养目，这才叫中医。

34 | 面生痤疮，
就是上火

🔥 治痤疮用养心活血通脉法

脸上长痤疮的患者非常多，几乎天天都可以看到，很多人的痤疮一长几年都不退，反复折腾，心烦气躁，却无计可施，甚至越治痤疮越硬越黑越顽固，这是为何呢？

有一次，一位脸上长痤疮多年的患者，拿着他在一个老中医那里开的方子，说是服用这药后三天痤疮就退了，但不过一周后痤疮便发得更厉害，再吃此药便不见效。

方子主要有百部60克、银花30克、连翘20克、板蓝根30克、白花蛇舌草30克等，一派清热解毒泻火的中药，这是完全把痤疮当作上火来治疗。

又有一个痤疮患者来找老师看，第一句话就说，大夫我上火了，最近痤疮长得厉害，你给我把下火药开重一点。

老师说，你也吃过黄连上清片，下火药都治不了你的痤疮，说明这痤疮不是上火这么简单。

患者问，那是为何？

老师说，火是郁火，根源还在于血脉不流通，《黄帝内经》认为，心主血脉，其华在面。你这痤疮不是火，而是面部气血循环不好，越吃下火药，心脏的阳气伤得越厉害。这样清阳之气越是上不来，面部的气血循越是不好，这样面部的痤疮就越是消不下去。

患者急着问，那该怎么治疗？

老师说，现在不仅患者把痤疮看成上火，很多医生也把痤疮看成上火，像这样用下火药治疗是最粗暴的治法。中医治病不要轻易分寒热，很多病是寒热错杂在一起。那该怎么办？

要取其象，把痤疮看成是一个包块，一堆垃圾或者是一条马路上的交通堵塞，这样阻在一起，裹成一团。你只要用加强心脏动力，疏通血脉的药物把堆积在局部的垃圾搬运走。这样不但脸上气色好，干净了，痤疮也不容易再生长。

这个痤疮患者老师就是用养心活血通脉法治好的，用这个大法治好的痤疮患者就有数百例。老师最常用的就是丹参配桂枝，发现这组药对治疗痤疮效果还不错。痤疮包块偏红的，丹参量就大一些，包块偏白的两味药可以等量使用。

🐚 治痤疮在治心

这是取法于《黄帝内经》的用药思路，病机十九条中说"**诸痛痒疮，皆属于心**"。人体的疼痛瘙痒长疮，都需要从心来切入治疗，特别是面部的痤疮。

《黄帝内经》说心"**其华在面**"，人身体中所有的血管都与心相连。而面部的血液循环最为丰富，人在激动的时候面红、恐惧的时候面白、受寒的时候面青、有瘀血的时候面暗等，这些都源于面部血脉的调节反应。

面部血脉循环不通畅时，皮肤就黯淡，面部就容易长痤疮长斑；当面部气血通畅时，皮肤就富有弹性，光滑而润泽，不容易长痤疮。

故《黄帝内经》说**心主血脉，其华在面**，就这一句话把治疗痤疮的大法，甚至长斑等面部疾病的治疗大方针都告诉我们了。可见治脸色痤疮不活血通脉非其正治也，不从心脏入手非其正治也。

🐚 人脸如花

还有一些治好痤疮的患者，几个月后又复发，来找老师再治疗。老师说，你治好了也要戒口。患者说就是没办法管住嘴巴。老师说健康就是自我管理的结果，你要能管住自己才能拥有健康。

患者说，那还要注意什么？老师说，凡是痤疮脸上气色不好的，不但要戒口，还要戒眼，就是指少上网。

患者说，这跟上网也有关系？

老师说，你把一束花放在电脑前，过不久它就枯萎了，人的脸就像花朵一样，少用眼少上网就是在保护这张脸，至于戒口，烧烤这类食品要少入口，也没必要贪图一时口爽多吃寒凉，凉的吃多了，气血走不动，现在得痤疮，将来两条腿都走不动。还有就是要多运动，这句话我都对患者说了几千上万遍了，每天都说，其实你们都知道，就是办不到，运动比吃活血顺气药还来得快，还来得彻底，不但活血顺气，它还排汗排浊。

痤疮不是火，气血瘀阻多，若用泻火法，疮还不肯走。
血脉不通畅，满脸才生浊，心脏不强大，才长暗痘痘。
丹参与桂枝，通脉又强心，从内脏入手，痘痘没得躲。
一要戒网络，二要少凉果，烧烤煎炸类，毁容不入口。
在家勤运动，气通血又活，岂止单治痘，健康又高寿。

35 | 身体烦热，
冷饮降温

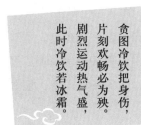

🔥 冰爽的代价

在大学校园运动场上，经常可以看到打完篮球，踢完足球的学生们，满头大汗，身体烦热，或者啤酒，或者冰冻可乐、饮料，就往嘴里灌。一仰脖没有几下子，就全都倒进肚子里去了。他们觉得这样既舒服，也潇洒。

为什么呢？因为广告上就是这么干。很多饮料广告，明星们把饮料从冰箱里提出来，凉飕飕的，一把盖拧开，高举过头，对着嘴，不用换气，就把它灌完，并且高呼道，冰爽！他们不知道这背后却需要付出巨大的健康代价。

往往广告媒体宣传张扬的很多潮流，比如穿高跟鞋、短裙子，吃煎炸烧烤，饮冰冻饮料，这都与真正的健康养生相冲突。

有个高中的小伙子，一米八的身体，经常打篮球，人高马大，但有一个问题，就是经常腹泻。这么强大的外壳之下，怎么脏腑里面的精血却是亏空不足的呢？这让人难以想象。

我们问他，是不是经常打完篮球后，喝冰冻可乐？

他说，是啊，打一场篮球要喝三瓶，而且要喝冰冻的。

我们问他，为啥要喝冰冻的呢，平常的温开水不更好？

他说，冰冻的才能解渴，才能降温。

我们跟他说，这外强中干，腹中泄泻，就是冰饮直伤太阴脾经所致，只要运动后不吃凉饮就没事。

他就抱着试试看的心理，一段时间都没吃凉饮，果然就不拉肚子了。

这些年轻人，连很多基本的健康常识都不懂，看来中国的学生们要把中医健康保健常识作为一节必修课啊，从小时候就要开始抓起，不然没有免疫力的话，很难抵抗种种的不健康理念。

为什么中午不能浇菜

有人问，夏天这么热，用这冷饮来降温解渴有什么不对呢？

老师说，夏天是表面热，里面凉，阳气都发到外面来，你看大地井水都是冰凉的。而冬天则相反，阳气封藏起来，外面凉，里面暖，比大地井水都是暖的。

《黄帝内经》上说，夏天最容易得的病就是洞泄、寒中，说白了就是拉肚子。所以夏天我们藿香正气水用得很多，因为身体外面热，里面寒，稍吃点凉的东西，就加重了肠胃的寒。肠胃消化不过来就拉肚子。

我们可以看到，那些有经验的菜农，选择给菜园浇水最佳的时间是早晨跟傍晚，他为什么不选择中午最热的时候去浇冷水呢？因为这时冷水一浇到菜地里头去，就违背了菜的升发之气，菜就会长得不好，甚至会死掉。

零食养病，主食养命

有个母亲带着她九岁的儿子前来看病，这孩子满嘴牙齿都长得参差不齐，有一半的牙齿明显坏掉烂掉。九岁的孩子，看起来跟六岁的娃子差不多大。

他母亲说，我很苦恼，在班上，我儿子个子最小，老长不大，也不爱吃饭。

老师说，你不要给他吃零食了，家里的饼干、水果统统丢掉。

他母亲惊讶地说，不吃零食怎么办，他都很少吃饭。

老师又问这小孩子，除了水果饼干外，你每天还吃什么呢？

孩子是最诚实真实的，他随口便说，我早上中午都要吃一瓶冰冻牛奶。

老师听后摇头说，不要吃了，不要吃了，听到没有。

孩子的母亲担忧地说，不吃怎么够营养，怎么能长大。

老师说，就是吃了才长不大。

孩子的母亲说，可不吃这些东西，他不爱吃饭。

老师说，你不给他吃，饿他一顿两顿，他就爱吃饭了。你总拿这些东西给他吃，他能有胃口吃饭吗？零食养病，主食养命，你是想要得病，还是想要保命呢？你们这些家长都只知道关系孩子的成绩、营养，都不晓得去真正重视孩子的健康。这健康是 1，学习成绩财富房子车子都是 0，没有这前面的 1，后面多少 0 都没意义。

🔥 脏腑的哀嚎

为何这些冰饮零食吃下去会坏牙齿，让孩子发育不良呢？

老师说，小孩子是少阳体质，禀春生之气，宜温而不宜凉，发育就需要一股温和之气。你给他吃凉的，就相当于给他身体下大雪。有个物理现象叫做热胀冷缩，温暖物体才会膨胀变大，就像春夏树木长得苗壮一样。寒凉就会缩小，《黄帝内经》叫**寒主收引**，就像秋冬树木凋零萎缩一样。

庄稼不能够在中午长得最壮的时候浇冷水，人体又怎么能够在运动最热的时候，或者小孩子发育生长最关键的时候，养成喝冰冻饮料的习惯呢？所谓的降温背后就是在降低免疫力啊！

《黄帝内经》说，**体若燔炭，汗出而散**。身体热气腾腾，它本来能开汗孔，往外排汗散热，排汗的同时也是在排毒。刚运动完，汗出是顺其性，冰冻饮料一进去，热胀冷缩，就把毛孔关闭了，身体多余的热透不出来，汗腺分泌的很多污浊之物不能排出，这样轻则皮肤病湿疹，重则心脏不舒服，这些问题都随之而来。所以运动最热的时候，不能碰冷水，要让身体顺其自然地泄热，等身体平静下来后，才能碰冷水、洗澡。

老师常比喻说，就像你把一块热炭热煤抛到水里，它就会发出嗤嗤的声音并冒烟，又比如烧红的锅，冷水一倒进去，也会嗤嗤冒烟。人体剧烈运动后，热血沸腾，这时冰饮进去，身体又何尝不是在痛苦地"冒烟"呢？五脏六腑在撕心裂肺地哀嚎，我们都接收不到它们发出的信息。剧烈运动之人，不要说冷饮不能大量喝，就算是一般的温水也不能牛饮豪饮。

豪饮冰饮等于是把自己的身体当成战场，引狼入室，把寒气引进去跟阳气打仗。所以越喝冰饮，越不解渴，越烦躁，心里越不舒服。如果这些脏腑会说话的话，早把我们这些行为骂得狗血淋头。

🔥 当烧杯遇到冷水时

有个民间草医，他身体保养得不错，我们跟他交流时，倒热水给他他就喝，他说他五十岁才感悟到绝不能喝凉水。

我们问他，为何呢？

他笑笑说，你看一个热烫的玻璃杯，你突然给它倒进凉水，杯子马上就破裂了。人体就像一个热的容器，你把冰水灌进去，不就让它收缩破裂吗？很过老年人血管硬化、变脆，容易破裂，他们年轻时，很多都喜欢以冰冻饮料、凉水来解渴。温暖的东西，才会让血脉柔软，寒冷的东西，一下就把血脉冻住，使之变脆了。人老就老在血管上，血管硬化变脆，这代价很大啊！

我们一想，原来不饮冰水还有这么深层的道理啊！让我们想起高中做化学实验时，经常要拿着烧杯放在酒精灯上烧，烧完后，如果不知道的话，拿去洗冷水，这烧杯一下子就炸破了，后来化学老师说我们不能这样干，要等杯凉了后再洗。

热杯不能碰冷水，运动汗出，身体热气腾腾的时候，又怎么能随便沾冷饮凉水、吹空调呢？

谁在残害我们的幼苗

在道家看来，人体肌表有一层金钟罩之气，这层金钟罩之气，就如同中医所说的卫气，它就像一个玻璃罩一样保卫着身体。这层气就是身体里面的阳气在周身布的一个场，这层气它最怕寒凉冷饮，寒凉冷饮进入体内，需要身体启动大量的阳气把它暖热，当身体里面的阳气不够时，外层的金钟罩之气自然就破了。此层金钟罩之气一破，人就很容易反复感冒，得过敏性鼻炎、皮肤病，还有各类稀奇古怪的疾病。究其原因就是，里阳已伤，外护无力。好比国家里面都动乱了，外面边疆自然无力防守。

我们经常在去任之堂的路上，看到很多小朋友贪婪地吃着冰棒，还吃得津津有味，即便是吃得脸色发青，没有小孩子那种红润感，他们依旧乐此不疲。我们又想到现在很多疾病的发病都在年轻化，这种可怕的健康危机，背后真正的罪魁祸首是谁呢？是我们自己啊。随潮流，以妄为常，把这种病态的喝冷饮、吃冰棒，当做正常，理所当然，这些都是在残害我们的幼苗啊！

《黄帝内经》是很重视阳气的，它说，**阳气者，若天与日，失其所，则折寿而不彰。故天运当以日光明，是故阳因而上，卫外者也。**

这句话说明人体保护肌表的那层金钟罩，全得靠身体里面的阳气啊，失去这阳气就像天失去太阳一样，慢慢减损寿命却不知道啊！

张景岳说，天之大宝，只此一丸红日，人之大宝，只此一息真阳。

我们看小孩子浑身都是热乎乎的，因为他是纯阳之体，而生病的老人阳气衰少，身体明显温度不高。

人从幼年到老年，就是一个阳气不断衰减的过程，我们养生固护这团阳气都还来不及，如果长年累月地贪凉饮冷，实际就是通过各种途径来给身体降温，就是提前衰老，慢性自杀。结果是疾病越来越复杂，离健康越来越远。

> 贪图冷饮把身伤，片刻欢畅必为殃。
>
> 剧烈运动热气盛，此时冷饮若冰霜。
>
> 庄稼草木倒春寒，人体脏腑如翻江。
>
> 腹泻日久终迷茫，冷饮戒掉肠腑康。
>
> 中午浇菜菜根烂，烧杯遇冷终裂伤。
>
> 冷冻牛奶与冰棒，少年岂可去亲尝。
>
> 只图一时之口爽，事后疾病车难装。
>
> 知道病后再服药，不如病前先预防。
>
> 天之大宝一红日，人之大宝一真阳。
>
> 老师家长学中医，幼苗成长得慈航。

36 | 身体怕冷，饮酒取暖

🍶 酒越饮越冷

有个患者长期患肩周炎，手脚怕凉，早上睡醒痰多，屡治不效。舌苔黄腻，脉郁滑。

老师给他开了指迷茯苓丸，加灵效活络丹，他服后肩周痹痛好转，但不久又反复。

患者说，我的肩部像是被一层寒气捆住一样。

老师跟他说，你身体肥胖，又有脂肪肝，寒湿重，以后不要喝酒了。

他说，酒不是可以暖身子的吗？我身体怕冷，饮酒可以取暖啊。

老师说，取暖不能靠饮酒。这酒让人暖只是暂时的，酒劲一过，人会觉得更冷，因为酒把人体的阳气发了出来。**酒性是温的**，酒体却是湿热的。所以好饮酒的患者，没有哪个舌苔不垢腻，中焦脾胃不生痰湿的。身体痰湿多了，随着酒劲会发到肩臂肢体去，阻住经络，加上外寒来袭，就会有肩周炎、风湿痹症。

所以人越饮酒，身体越会觉得怕冷，因为调动的是脏腑里面的热气。

🍶 由手电筒想到的

患者问，那我该怎么办？

老师说，那要问你为什么会怕冷？这是身体阳气少了，好比我们这个看舌头的手电筒，有两个档，一个档是强光的，一个档是暗光的。如果这电筒的电池快要用完的时候，强光、暗光都会变得相对晦暗。我们如果悠着点用暗光，还可以用久一些。而你嫌它光暗，反而调成强档的亮光，那这电筒的光很快就灭掉了。聪明的人，看到光稍微暗一点，就立马想到要去充充电，而不是继续用强光。如果你多次透支，那么这手电筒就废掉了。

那么在人体，什么是充电，什么是透支呢？

古人说，**动则生阳**，靠运动、劳动就可以不断生出阳气来，这就是不断给身体充电。而靠饮酒来取暖，就相当于本来快没电的手电筒，你却把它调到强光状态。虽然能取得一时之热量，但却会带来事后的隐患。

电器就是这样，你一直用到它完全不能工作再去充电，这样电器寿命也不长。我们人也一样，不能老是透支自己的身体。熬夜饮酒，就是透支自己身体的一种不健康的生活方式。

🍶 爬山、扫地、搓手皆可取暖

患者问，我平时有哪些运动可以取暖呢？

老师说，爬山最好，我一个星期如果不去爬山，身体都不舒服。正是：

投身牛头山，即便少衣穿。

乃知身体动，无衣亦自暖。

患者又问，如果平时没时间去爬山呢？

老师说，运动是无处不在的，你在家里带小孩，扫地、洗菜、做饭也是运动。要把锻炼融入日常生活中，每天锻炼不辍，身体就源源不断地有阳气生出来。

林则徐也说过，**无事勤扫屋，强于上药铺**。扫地也能够让身体气血流通，浊降清升，郁闷得舒，心情愉悦。

可能有人会问，这扫地难道也能健身吗？

没错，扫地不单能健身，而且它还是一个很好的健身方法。扫地像风卷残云，似流水漂木，它是一个**微动四肢，小发其汗**的过程，不疾不徐，动摇身体，消化谷气，转为热量，温养表里。

孙思邈在《千金要方》中提到，**人体若勤劳于形，百病不能成**。现在为什么很多人，每天摄入高营养，却怕冷恶寒，不是因为身体热量不够，而是因为良好的营养物质，并不能转化为温暖的气流，充实到四肢来。要把身体的营养转变为热量，像《黄帝内经》说的**清阳实四肢**的效果，勤劳身体去干活运动就是最好的办法。

我们看，大冬天，在飒飒的寒风之中，人们身体都会自救，缩着身子，一边用嘴往手上呼着热气，一边搓搓手。而反复地搓手心，就像钻木取火一样，热气就出来了。而人体之所以会手脚冰凉，无非就是热气不能转化输到四肢来。通过适当的小劳其身，就是在帮助身体从阳化气，把吃进去的水谷精微，转化为温暖的阳气，驱走寒邪。

🎋 莫向外求

有个公务员，他情绪抑郁，不爱运动，长期用脑过度，手脚冰凉，他还以为自己虚劳了，身体没有热气。也吃了不少补药、补酒，但百药不效。

老师叫他啥都别想，回去干活。他真的听进去了，在家里的时候，打扫卫生，整理家务，又到山里去，跑步，打泉水，最后身体全好了。手掌脚掌热乎乎的，面色红润，仅仅用了半年时间，就使得他多年的疾病，像风扫残云一样一干二净。

老师感慨地说，这运动真是人身体的一味大药啊。你们生病了，都直往外面寻求医药帮助，而不往自己身体里面找原因。

福建有个寺庙，我们一走进去，会看到门背后写着四个字，**莫向外求**。这四个字是佛家修身养性的大智慧，当然也是我们锻炼身体的金玉良言。身体缺乏那股热量，我们不要向外面去求饮酒，去求大量滋补的药。我们要向自己身体里面求，是不是运动少了，是不是体力活没干够，是不是平时都很少爬山出汗。把这些都做好了，使得形体常动如门枢，气血活跃如流水。就像《黄帝内经》上说的**形劳而不倦**，这样又何病之有呢？

所以我们如果能够不断地把吃进去的食物，通过微运动，转化为阳气，不断地温养充盈我们的全身，让身上的电能充得满满的，当黑夜寒冬到来时，当身体需要的时候，这些能量就会释放出来，帮我们抵御寒冷，面对外界的压力，让你时刻保持自信与阳光的状态。

> 身体都怕冷，饮酒取暖去。
> 只图一时快，此法不可取。
> 这该如何医，电筒作比喻。

强光耗尽易，赶紧充电去。
运动是充电，爬山强身体。
即便在家里，也可勤扫地。
安逸生病弊，常动养血气。
身体污垢涤，手暖心欢喜。

37 | 身体汗出，空调电扇

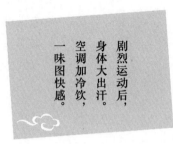

剧烈运动后，身体大出汗。空调加冷饮，一味图快感。

🎍 生活细节是疾病的起因

一个爱打篮球的小伙子，有个习惯，就是每次打完篮球比赛，回到寝室，都会把空调开到十几摄氏度，让自己迅速降温，而且有时还嫌不够冰爽，便在小店买两瓶可乐灌在肚子里图个痛快。

这种现象在我们身边并不少见，很多中学生、大学生，喜爱运动的人，都有这种经历。直到把身体搞坏，才有所收敛，但往往为时已晚。很多人就留下了寒湿痹痛、脾肾阳虚腹泻的病根子。

但有更多人，甚至不知道问题出现在哪，继续我行我素，只知道吃着各类的药品，从来没有想过自己的生活细节是疾病的起因。

老师看到这种现象很感慨地说，年轻人不懂事，会埋下终身的病根子。

这个小伙子刚开始一两年没啥事，毕竟年轻人阳气足有资本，而且冰冻三尺，也非一日之寒。可这小伙子上高中后，莫名其妙出现手脚痹痛，背心凉，时常还心慌心闷，稍微不注意吃点凉东西就拉肚子，手脚长了很多湿疹，瘙痒难受，一直吃药却迟迟好不了。他就纳闷，为何我这个经常运动锻炼的人，朝气蓬勃的青壮年，会有这么多复杂的病，甚至那些不经常运动的，身体都比我还好，这是什么道理呢？

老师跟他说，你以前身体都是好的，你这身体的杂病，不是别人传给你的，也不是父母的遗传，而是你自己生活细节不够谨慎，给寒湿之邪大开方便之门。

🐚 为寒湿大开方便之门

他问，如何就给寒湿之邪大开方便之门呢？

老师跟他说，你这皮肤病，手脚痹痛，心慌胸闷，腹痛腹泻，看似病情复杂，病机却只有一个，便是寒湿为患。身体运动汗出的时候，突然吹空调，或洗冷水澡，或饮冰冻可乐，这是养生之大忌也。

你汗里的排泄物，本来要通过肌肤排出来的，夏天和运动汗出的时候，是最好的排邪的时候，你一打完球，浑身热腾腾的就进空调房，毛孔立即收缩闭住。身体产生的各类酸性代谢物，该通过汗孔出来的它出不来，闭在肌肤表面，就起湿疹瘙痒。所以你用再多外抹的膏药都不管用，必须要让你肌肤保持通畅的汗孔开发状态，让湿邪有个途径排出去，才是治根之法。湿浊因为空调的寒气闭阻，导致血脉不通畅，中医叫做不通则痛，浑身骨节就开始疼痛。

《黄帝内经》说，诸痛痒疮，皆属于心。你这皮肤痒，肢节疼痛跟心脏分不开，心脏是人身体阳气最足的地方，所以阴寒的空调伤得最直接的是心脏。

你想一下，夏天室外的温度三十几摄氏度，再一运动完，身体更燥热，而你一进到屋子里，就把空调开到十几摄氏度，一扇门之间，就相差了二十几摄氏度，好像一个人从夏天最热的时候，突然进入冬天最冷的时候。突然在这两个季节之间穿梭，这种巨变，你那心脏怎么能承受得了。所以心慌胸闷是你的心脏已经发出信号了，告诉你不要再错下去了。

至于平时腹痛腹泻，那都是冰冻饮料喝多了，伤了脾肾阳气，加上心脏阳气前面已经被伤了，它本身都不足，心跟小肠相表里，心脏就不会再分出热量到小肠中去帮助运化食物。所以你稍微吃些凉菜，立即拉肚子。因为你身体的阳气，始终处于亏耗状态，没有修复过来。

他听后，总算明白了。然后老师给他开了小柴胡汤与桂枝汤的合方，还加了丹参、菖蒲、苍术、鸡矢藤、小茴香，这样做的目的，就是把筋骨皮毛的寒邪顺势发出来，同时加强心脏的动力，也把肠道里的湿浊化散化散。

这小伙子按老师说的，平时运动完后，把饮料戒了，不再洗冷水澡、吹空调，身体很快就好起来了。年轻人就是这样，犯了错误能及时改，身体康复得就很快，问题就是现在很多年轻人犯了错误都不知道，屡屡闯了养生误区，而出现健康危机，却不知根结在哪里，总以为生病靠吃药就能了事，不知道吃药很多只是在疾病的果上去解决，对于生活中人们所种的病因却无能为力。

猛刹车的启示

所以老师说，这些健康的常识，何其重要，在学校里，应该有这方面的普及课程或讲座，让孩子们都能够知道，打完篮球，运动完，不要碰凉水、喝冷饮，更不要一下子进到空调房里。要让自己的汗慢慢排干净后，再做别的。否则，就好比你驾着一辆高速飞驰的车，你想让它停下来，不能一下子死踩刹车，死踩刹车的后果有两个，一个就是翻车，一个就是经常这样干，车轮胎跟刹车板就会磨损得很厉害。对应人体而言，你在大汗淋漓的状态从三十几摄氏度的室外，突然进到十几摄氏度的空调房里，这不是在给这旺盛代谢的身体猛踩刹车吗？长此以往，阳气必然会被损伤得很厉害。

> 剧烈运动后，身体大出汗。
> 空调加冷饮，一味图快感。
> 降温真冰爽，不管脏腑寒。
> 毛孔收缩了，戕伐是心阳。
> 湿疹从此起，痹痛不间断。
> 小小的年纪，心脏也难安。
> 猛然踩刹车，容易把车翻。
> 热身突遇寒，阳气受伤寒。
> 健康很简单，病因从根断。
> 领悟此中道，康复并不难。

38 | 鼻流清涕，过敏所致

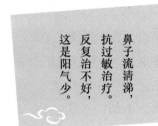

鼻子流清涕，
抗过敏治疗。
反复治不好，
这是阳气少。

🔥 鼻炎与正气

医生，为什么我的过敏性鼻炎老是好不了？患者苦闷地问。

老师说，你怎么知道是过敏呢？如果是过敏的话，吃抗过敏药应该很快就好了。

患者说，我也吃过抗过敏药，刚开始有效，后来就不行了。

老师说，在国外很多人患花粉症，过敏性鼻炎随处可见，每年春季多发。对这种疾病中医主要从自身的正气来考虑。

《黄帝内经》说，正气存内，邪不可干，邪之所凑，其气必虚，又曰，至虚之处便是容邪之所。因为患者正气亏虚了才会招邪气，因为头部阳气不够，不能气化才会不断地流清鼻涕。

我们问老师为何国外有那么多花粉症的患者？

老师说，不仅国外，现在中国这类患者也开始多起来了，很多是不良的生活习惯造成了寒湿的体质。得这类病的人，不是喜欢吃水果冰饮牛奶这些凉性食品，就是纵欲过度导致阳气大伤，身体的寒湿排不出去。而到春天的时候，阳气就要发动，往外排寒湿，正邪交争，导致鼻流清涕这是身体在自救。

所以老师常用桂枝汤合麻黄附子细辛汤加上鼻三药，治愈了不少过敏性鼻炎，这个病虽说难缠，但并不是非常难治，关键还是患者要配合戒掉冷饮寒凉之物，同时还要注重节制欲望，这样一般就好得快。

雾遇冷为露，鼻受凉为涕

我们问老师，为什么并没有用抗过敏治疗也可以把所谓的过敏性鼻炎治好呢？

老师说，鼻流清涕，未必就是过敏所致，而且即便是过敏性鼻炎，我们中医从整体来调，不用通过抗过敏也可以调好。

那么来看看中医是怎么认识鼻流清涕的问题。《黄帝内经》说，**肺心有病，鼻为之不利**。五脏之中，鼻子归寸脉所管，属上焦，左寸为心，右寸为肺，肺主气，心主血，心肺气血不足，双寸弱的人，头面部阳气就偏虚一些，风邪一来就会受到袭击，或流清涕，或头晕。

老师说流清鼻涕要从最原始的角度来看，说白了就是鼻子在流水。上焦应该如雾，为什么会凝成露珠变成水呢？肯定是阳气不够或遇到寒冷。

就像锅里的水，热气腾腾如雾，但它碰到锅盖时，遇到冷空气就会形成水珠流下来，水珠多了它还会滴水。

所以小孩子流鼻水，老人流口水，妇人带下清稀如水，都是同一个机理，就是阳不化气，只是部位不同而已。

在鼻子是心肺上焦阳不化气，在口腔是中焦脾胃阳不化气，带下量多色清是下焦肾阳不化气。这样运用中医思维，从最原始最自然的角度来看鼻流清涕或过敏性鼻炎，一下子治疗思路全出来了。

阳气输送达脑的三条路线

明白是头部阳气不够，治疗就简单了。我们一下子就可以想到，起码有三条路线从脏腑把阳气送往头部。

第一个就是心脏，心其华在面，心跟脑血管相连，用桂枝汤。

第二个就是肺主气，开窍于鼻，用麻黄附子细辛汤。

第三个就是走督脉路线，督脉直通脑部。鼻三药中的苍耳子就是直接通督脉入脑的，即《药性赋》上所说的"苍耳子透脑止涕"。这样头部阳气足了，鼻水这些阴浊立即被气化掉了，涕自然减少，人也清醒，鼻子的通气量也变大了。

🪢 离照当空，阴霾自散

老师治疗过一例过敏性鼻炎，这个患者鼻流清涕十分严重，完全没法工作，他一个早上流鼻涕就像流水一样，要用到七八包纸巾。

老师就用这个振奋阳气的思路，重用附子，患者只吃了一剂药，鼻流清涕现象就解除了，再把后面的药吃完，不但病好了，人也比以前清醒有劲。

老师比喻说，这好比太阳升起来地面的水就会被蒸发，**离照当空，阴霾自散。阳光明媚，阴湿的环境自然就没有了，脑部阳气足，热乎乎的，循环通畅，鼻水马上就气化了。**

> 鼻子流清涕，抗过敏治疗。
> 反复治不好，这是阳气少。
> 太阳当空照，阴霾不见了。
> 心脉阳气足，病痛好得早。

3.9 | 腿脚抽筋，
多吃钙片

老寒腿抽筋，
钙片并不灵。
骨头汤也补，
结果还不行。

🍶 抽筋的专病专方

中老年人腿脚抽筋的很多，钙片也曾风靡一时，可有一些中老年人吃了钙片后，却发现肾结石加重了，他们才知道过度补钙，不仅补不了，还会加重肾结石。所以一抽筋就以为缺钙，服用钙片，这也是一个养生误区。

有个患者抽筋有七八年了，断断续续，他在医院里面找医生问，我怎么吃钙片还抽筋。那医生建议他换另外一种钙片吃吃，或者多煲骨头汤喝喝。

这患者说，钙片我都吃遍了，骨头汤天天煲，怎么还抽筋？

于是他来任之堂，老师给他重用淫羊藿跟小伸筋草两味药。这患者原以为老师又会建议他吃钙片或喝骨头汤。相反，老师还叫他别再吃了，就喝中药。患者半信半疑，抽筋了那么多年，反反复复，难道就几味中药能搞定？

想不到，这患者吃完药后，还真的不抽了。这样他才相信老师跟他说得没有错，他这抽筋不是缺钙，而是肾阳虚跟腰腿寒湿引起的抽筋。

他吃的这两味药就是老师治抽筋的专方。十个患者里面有七八个有明显效果，我们在任之堂跟诊这一年多来，也看到了这个方子的奇效之处。

🍶 阳虚跟寒湿会引起抽筋

老师说，我们学中医，要用中医的思维，抽筋究竟是不是缺钙，是不是吃了钙片就能补进身体里面？我们没有用钙片，却治好了一大批抽筋的人。用这两味药，加到辨证方中，效果好得很，甚至很多长期吃钙片，却长久不愈的抽筋都可以治。

为何这两味药对抽筋就管用？原来不少中老年人腿脚抽筋是因为年纪到了，疲劳过度，肾阳虚损，加上感受寒湿，而所谓的补钙，并不能解决阳虚跟寒湿的问题。那为何阳虚跟寒湿会引起抽筋？

首先，《黄帝内经》说："阳气者，精则养神，柔则养筋。"阳气如果少了，**筋骨就不柔和。**其次，人老先老足，年纪一到，肾会随着衰老，肾主腰脚，腰脚就开始湿气重，循环不利。《黄帝内经》说："诸痉项强，皆属于湿。"**这些湿停留久后，就会引起小腿肌肉痉挛。**

淫羊藿，解决肾阳虚的问题；小伸筋草，解决腿脚肌肉湿气的问题。这样阳气得到充盛，湿气得到消除，不仅抽筋可以治疗，腿脚也更灵活。所以这个方子不独治抽筋，对老年人阳虚腿脚沉重，走路不利索，效果也是很好的。

🍶 寒湿抽筋，温阳除湿

还有患者来时，跟老师说，我抽筋要天天吃钙片，不吃钙片不行，广告都这么说的。

老师笑着跟他说，以前的人根本就不知道什么钙片，他们抽筋了，不用钙片也有办法治。从中医的角度来看，你腿脚阳气不够，湿气重浊，才会抽筋。抽筋只是表面现象，要改变你阳虚湿停的状态才是真正的出路。

老师接着说，这可以做一个科研，人体的水湿跟钙离子的吸收情况是不是有关系。我们通过温阳除湿，能让抽筋的患者很快恢复，是不是由此可以反推到人体湿重，肯定不利于钙离子吸收，那么补再多也没用。

就好比水土流失，你种庄稼也种不起来。而中医能够从根源上把你肌肉的湿气除掉，这土壤健康了，就能吸收生化万物，不用补钙，却能达到比补钙更好的效果。

老寒腿抽筋，钙片并不灵。
骨头汤也补，结果还不行。
缺钙只是标，广告不全听。
寒湿才是本，治好才相信。

40 | 头发脱落，
赶快补肾

🔥 脱发也分虚实

脱发可见于老年人，也可见于年轻人。但很多患者思维定势，一发现自己脱发，就想到是不是肾亏血虚啊，于是，就去买补肾的药来吃，有些吃了还加重。

这个患者三十来岁就开始脱发，整个天庭油光油光的。他问老师，有没有好的补肾的药？

老师问他，你为什么要吃补肾的药呢？

他说，我也看了些中医书，上面说，**肾其华在发**，肾精亏虚才会脱发。

老师说，那只是一个原因，不符合你的情况。你肠道有湿热，肝气郁滞，思虑过度，肺气不降。按西医说你这是脂溢性脱发，中医说是肝郁化火，木热则流脂，你这身体还不适合吃补肾的药。

他说，那吃什么药呢？

老师说，吃疏肝解郁、降肺气的药。于是给他开温胆汤合逍遥散，没有用一味补肾的药，吃了一段时间，脱发就改善了，头部也不怎么流油了。

老师说，头部油脂多，那发根就不牢固。就好像田地里水很多一样，植物都烂根了，那些菜一拔就出来，所以我们要用降胆胃疏肝的药，把这些油脂导归大小肠，上面不油了，发就不掉了。

原来脱发也要分虚证跟实证。虚证常常虚在肝肾，我们任之堂有个生发丸，针对虚证导致的脱发，效果不错。而实证常常是胆肺胃不降，痰浊上泛，这时反而不能随便用补法，一补堵得更厉害。把胆胃一降，痰浊下引，发就不脱了。

🥒 根源就在饮食

老师说，这脱发也可以取象，肝肾亏虚精血不足的脱发，经常呈现干枯焦黄状，就好像久旱不得雨的庄稼。痰湿不降、湿热熏蒸引起的脂溢性脱发，就好像沼泽地里难以长草木一样。

对于肝肾亏虚也不一定一味地补肝肾就有效，保持身体的精血要懂得开源节流，源头补进来，还要看它流走多少。就好像你家里要想存钱，一方面得看赚多少，另一方面还要看你花费多少。

如果你花费远远大于收入，那么你收入再多也攒不了钱。好比人思虑过度，劳伤心脾。房劳过度，暗耗精血。这样补进来的都不够用，脏腑本身气血都吃不饱，那头发怎么能长得好呢？

对于痰湿内盛的脂溢性脱发，也要再问深层次的原因。用药只能降胆胃，化痰湿，让已生的痰湿排走。但痰湿还有它的根源，根源就在饮食。

凡痰湿体质的人都要清淡饮食，不然只知道把脏东西清出去，却想不到随后它又生出来，这样就没完没了。

好比建筑工地，你天天打扫卫生，它天天都是那么多灰尘，除非楼房真正完全盖好后，绿化起来，灰尘就少了。

人也是这样，最好少吃痰湿黏腻之物，比如鸡蛋、糯米、肥肉、鱼等，身体就少生痰湿，少生痰湿就会少打呼噜，面目少油垢，头上少脱发。

> 头发脱落了，不懂是为何。
> 只知补肾精，不知祛痰湿。
> 滋腻碍胃药，反助头油脂。
> 不如降痰法，却把脱发治。
> 想要拔根子，还须淡饮食。
> 若是真肾虚，辨证把药施。
> 开源要节流，本末不倒置。
> 思虑熬夜少，脱发不难治。

40

头发脱落，赶快补肾

113

41 | 头发枯黄，
染拉吹卷

头发枯黄又易断，
染拉吹卷还加烫。
反复折腾发根伤，
从此更是不肯长。

🕭 发如树苗，宜顺性而为

有个患者经常脱发，老师摸完脉后说，你头发染过吗？

她点点头说，不染的话，很枯黄，难看死了。

老师又问，你头发不是天生就卷成这样的的吧。

她说，以前拉直了觉得不好看，现在把它卷起来。

老师跟她说，头发也有生命，要顺其性而发展。这顺其性是顺自然界之性，而不是顺你的心性。你一会儿染它，一会儿拉它，一会儿卷它，一会儿吹它，一会儿烫它，你这样折腾来折腾去，就算是一棵小树苗都活不成了，何况是一根头发呢？

她说，都流行这样搞，不这样搞很难看啊。

老师说，什么叫好看，什么叫难看，健康自然的才叫好看，一切不健康不自然的，那都不叫好看。

在任之堂来看病的人中，有一个小伙子，他以前为了追求潮流时尚，就跑去染发。染不到半个月，就开始皮肤痒，又抓又挠，先是头部，后来发展到全身上下，得了顽固的牛皮癣。一直治了好几年都没治好，从此人也得了抑郁症，家里人没有不担心的。后来在老师这里吃了起码有二十剂药，才算把牛皮癣控制住了，他自己也不敢再去染发了。

还有一个女患者，每次洗完头，都用电热吹风机，非要吹到很干爽才行。一次正逢来月经，气血下行时，还用吹风机对着头脑吹，于是得了顽固的头痛，治了几年都没治好。她从此知道了月经期间，既不能轻易洗头，更不要拿

114 之源 万病 任之堂 解说不可不知的养生误区

着吹风机对着头吹。

壮实的时候，身体似乎没什么事，可有些风邪湿邪，它会隐伏在体内，等你疲劳亏虚时，它就发为各类疾病。很多妇女都有这个经历，坐月子的时候，不小心吹到了风，以后就落下了顽固的头痛。所以《菜根谭》上说，**老来疾病，都是壮时招的**，这句话说得一点都没错。

🔥 抚摸动物看头发

至于卷发、拉发、烫发，表面是好看，实际上是在伤身子。人体头发它反映的是身体的精气神。折腾头发，同时也像是在折腾身子。

在农村，养过猫的家庭都知道，如果出生不久的小猫，你经常逆着它的毛发方向去捋它的毛发，要么这猫就长不大，要么这猫很快就死掉。所以去抚摸这些猫狗、动物都要顺其毛发方向，它会很舒服，如果你逆其毛发方向了，它就要躲开或咬你，因为那样就相当于伤到它了。

而我们人以为自己有很多智慧，却经常去烫头发、卷头发、拉头发、吹头发，都不知道头发长得很痛苦，它不能随性生长，也会影响人的健康。

在大自然里，种一棵树很简单，我们只要浇灌、施肥，然后它就自动长成参天大树。如果我们经常去拔它树叶，扭它枝条，摇它树干，把它扳来扳去，那它不就枯萎了？所以说自然的才是健康的。

后来这个患者，老师给她吃了生发丸，头发的枯黄才改善过来，老师跟她说，要养好头发，需要养好五脏里面的精气神，你在外面折腾不单没用，而且还做反功。她从此也就没再去染去烫了。

> 头发枯黄又易断，染拉吹卷还加烫。
> 反复折腾发根伤，从此更是不肯长。
> 猫儿犹怕逆毛捋，树苗更喜自生长。
> 何况区区小头发，顺其自然长得壮。
> 有其外象必有内，从内而外调五脏。
> 五脏调和病痛少，头发长得才好看。

42 | 脸上长斑，面膜美容

🏮 脸上长斑，五脏相关

老师有个学生是专门做美容的，她常帮患者做脸部面膜还有背上膀胱经刮痧。她深有体会地说，单纯用面膜在脸上做美容，这个效果不明显，容易反复，把背部膀胱经刮通后，使水湿代谢快一些，可以增强脸部美容效果，如果再适当配合一些汤药调理，那脸上的斑才能彻底消掉。

老师说，是的，斑是五脏失调的反映，中医治斑不看脸看五脏。

来老师这里治斑的患者还挺多的，大部分是中老年妇女，效果还不错。

老师说，这斑比痤疮更难治，所以时间要稍长一些。

有个患者，四十来岁，脸上长斑有七八年了，一年比一年斑色重，以前她都不怎么介意的，但那斑渐渐变成灰黑色的，她就着急了。先是四处上美容院去做面膜，找中药的粉剂来敷脸，淡是淡了些，可不久后又黑回去。

于是找中医治疗开方子喝，那位大夫给她开的是桃红四物汤，喝下去斑色略退，但减得不多，她便来找老师。

老师一摸完脉说，你这脉神不够，双尺脉沉迟，寸脉不足。

她问，有没有好的药可以敷敷脸之类的？

老师说，**脸上长斑，五脏相关。不要盯着脸治，做面膜美容，只是治标不治本**。你这斑是心血不通不畅的表现，要吃些疏通血脉的药。

她说，我吃了一些活血的，还买了一些药来泡茶喝，都没管用。

老师说，活血只是一方面而已，你要看到血瘀背后它是什么原因，就像车子在马路上走不动了，你把车修好了，但是没有油一样开不动，你找人来推推，它就动一动，你一不推它，它又停在那儿。你心肾动力不够，缺乏那股动力。所以单用活血的药，就像推车一样，治标也不治本，等那药劲一过，它又打回原形。

她说，那我该吃什么药呢？

老师说，你冬天是不是手脚冰凉，腰部酸痛？

她说，我现在也手脚冰凉，腰也酸。

老师说，先给你治这个，等你手脚不凉了，腰不酸了，你那斑就会慢慢退掉。这手脚暖不暖是阳气足不足的反映，只有五脏六腑阳气充足，它才会外发到手脚啊！阳气不足时，阳气不能输达到四肢，所以四肢末梢循环都不太好。

于是，老师给她开桂附地黄丸加生脉饮、桂枝汤。

这样每服三剂药后就来复诊，腰部酸痛改善得最快，其次是手凉，最后是斑慢慢消掉。从这治疗的过程，可以看出身体的恢复是由内而外，从上而下慢慢好起来的。特别是这种肾斑，属于心肾阳虚，整个推动力不足的，必须从里面先加强动力，局部肌表的血液循环才会改善，手脚才会暖热，面部也会变红润。

🎐 雨水阳光，春暖花开

我们来看斑发生的机理，可以取象大自然的树木。树木在秋冬天时，树皮就枯干、变皱，容易脱落，春夏天时，树皮就长得有韧性，有光泽，饱满而坚实。这是为何呢？

春夏天阳光足，雨露够，它的树根能直接扎到土壤吸取大量的水，树身能够得到足够阳光的温暖。而到秋冬天时，天气寒冷，寒凉收引，树皮就开始脱落，开始干枯。这树皮对应的是人体的皮肤。我们发现冬天，再怎么去给树皮补水，还是缓解不了枯干脱落的象。脸上长斑，只在脸上做文章，补水敷药，而没有让身体进入春夏天状态，所以才久治难愈。这也是一个误区，现在很多人也知道这个道理，但放在自己身上时，却糊涂了。

治斑要调五脏，不能靠护肤，要从根部由里到外，由上到下进行调理，就像给干枯的树浇水一样，要浇到根上，它的根能得到水，靠阳光把水蒸发上来，它的枝叶、树皮、花果才会光泽润滑。

所以老师用桂附地黄丸，在根部浇水，合桂枝汤让身体进入春夏阳光充足的状态。而生脉饮又能从上往下浇水。**这样治斑的大法就出来了，不外乎雨水与阳光。把雨水请过来，把阳光制造出来，这不就是让身体进入春暖花开的境界吗？** 这样不仅仅是斑治愈了，其他的在冬天容易出现的一派阴寒之象，手冷背凉腰酸都同时好转。可见中医调这个整体，阴平阳秘后，身体的整体状态就全面健康起来。

斑色暗红，松土达木

还有一个患者，也是脸上长斑，她这斑是暗红色。老师说，这种治疗又不一样了。这患者平时爱跟老公吵架，一吵架斑就加重，左关脉郁，右关脉濡缓，带点紧，明显是肝郁脾虚，土滞木郁。

她问，我这个斑是怎么回事？

老师说，你这斑就是气出来的，吵架吵出来的，越吵它长得越厉害，你一段时间不吵架它就会好些。

患者笑了笑说，是啊，我也觉得是这样的。

于是老师就给她调，在方子加减变化时，融进逍遥丸的思路，因为这样的患者爱生气，要给她疏疏肝气，同时这类患者常常脾胃也不是很好，逍遥散本身就是治疗肝郁脾虚的。她的脾胃板结得像硬土一样，身体怎么能够从板结的郁滞的脾胃里头充分吸取水分跟肥料呢？所以我们要帮她松松土，土松过后，身体各处能够很快地吸足水分，树皮自然长得油光油光的。

这个患者斑也不算特别严重，治了几次就消退了。她还没有虚到心肾动力不足的情况，只是简单的肝郁脾滞，土壤板结而已，我们只是帮她松松土，达达木，她就恢复过来了。

> 人体面长斑，五脏都相关。
>
> 美容脸补水，没那么简单。
>
> 如同树木皮，冬季很难看。
>
> 干枯又皱裂，缺水与受寒。
>
> 补水不在皮，补水从根起。
>
> 根部若得水，叶茂又枝繁。
>
> 树身得光照，周围阴寒散。

是以地黄丸，配以桂枝汤。
如同雨露灌，如同照阳光。
退掉陈旧斑，恢复好脸蛋。
又有生气斑，吵架脸难看。
胃口又不好，脾土也板结。
便用逍遥散，气顺土翻翻。
根能吸营养，皮光枝叶繁。
这般去譬喻，大道法自然。
治病又简单，斑退有何难。

43 | 化妆美甲，妆扮人生

> 化妆图漂亮，掩盖病真相。气郁在肌表，反致不健康。

好妆扮之人多郁病

有个患者说，大夫，医院检查说我贫血，怎么回事？

老师说，你嘴唇都很红啊，不像是贫血。

她说，我用了口红。

这些喜爱打扮的女性，她们都认为化妆美甲，可以妆扮人生。

老师说，来看病越自然越好，不要掩盖疾病的真相。

然后老师又看她的指甲，指甲也全涂红了，布满了厚厚的指甲油，这样嘴唇跟指甲都没法看了，怎么办？

老师笑着说，脸化了妆，嘴涂了口红，指甲也上了油，我们只能摸脉了。外观可以骗人，语言可以骗人，这脉说的是实话，可骗不了人。

老师一把完脉后，跟大家说，你们可以体验一下，这是一个典型的郁脉，还不是真的贫血。

双关部郁滞，肝郁气血出不来，则两手冰凉，胸中烦躁。肝郁久不能生心血，木不生火，肝这个藏血之官，不能为心提供气血，而**心其华在面**，整个面部就需要靠化妆来掩盖苍白。肝郁久火热，子盗母气，所以腰也酸，脚也软，脾气坏得很。临床上，像这类爱好妆扮美甲的人，多郁脉，阳气被郁住，病也多。

她说，最近无名火特多，周围的人老惹我，身体也老是不舒服。

老师说，人周身的气机都是自己不善养生而弄失调的。本来这清气升上头面，就要透发出去，升到手掌指甲也要舒展出去。你却把这些地方都堵住了。

你想一下，气管一头被堵住了，管子能不胀鼓吗？你常爱发火，是因为你的出气管道被堵住了，郁而化火啊！

🔥 搓药泥的感悟

《黄帝内经》说**"清阳出上窍"**，又说**"清阳实四肢"**。

这些阳气上升头面，心其华在面，其气要通过面部来透发。你面部打层厚厚的粉，心就烦热。

脾开窍于口，其郁热要通过口来透发，你口唇涂层厚厚的口红，脾热透发得也不畅快。

肝的郁热要通过四肢指甲来透出去，你指甲涂层厚厚的指甲油，都把透热外出的途径给封死了。

想起我们搓药泥的时候，药泥黏在手上，才一两个小时，都会觉得人不太畅快，何况这些爱美的女性，长期化妆美甲。这些异物贴敷在人的肌表上，人会舒服吗？

据说，国外有个好事者，他把油漆涂在自己身上，结果涂完后，立即就呼吸衰竭而死。他们很纳闷，不知道为何。其实中医来看，一解释就明白了。《黄帝内经》说，肺主皮毛。你让皮毛一闭，就是让肺不能呼吸。就好像人体感冒前一样，本来肺通气还很好的，皮肤一被风寒之邪束闭，肺部气机立马不通畅，就开始发热吐痰咳嗽了。

国外还有一家化妆品工厂，在狂欢节的时候，他们用指甲油在一个小伙子身上作画，没想到还没有完全画完，这个小伙子就胸闷头晕，呼吸不利缺氧，于是赶紧往医院里面送，还没送到医院，小伙子就呼吸衰竭，死去了。医院确诊认为是大量的指甲油，阻隔了大片皮肤的呼吸，导致了小伙子缺氧窒息而死。

🔥 欢颜比美艳更重要

这些化妆品，除了闭住肌表之外，被皮肤毛孔吸收后，会不会对人体造成损害，这又是一个值得深思的问题。

人真正的漂亮跟健康，在于本色。所谓清水出芙蓉，天然去雕饰。不如把妆卸掉，让内脏的精气神充分体现出来，用精气神来养颜，素面朝天，素心处事，少了许多烦恼，多了几分欢颜。所以说，欢颜比美艳更重要。

化妆图漂亮，掩盖病真相。

气郁在肌表，反致不健康。

肝郁在指甲，心郁在面庞。

脾郁在嘴唇，肺郁皮毛染。

诸郁气不畅，烦躁心不宽。

云何得漂亮，云何得寿康。

不如卸下妆，还我本来样。

素面与素心，身与心俱欢。

44 | 精神不好，
        茶来醒脑

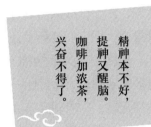

精神本不好，
提神又醒脑。
咖啡加浓茶，
兴奋不得了。

🔥 挑灯火，添灯油

有个患者三十来岁，我们一看他却像四十多岁的面孔，他说他才三十二岁。

他看起来没精打采的，但老师一摸他的脉说，你这脉亢盛得很，脑子静不下来，但下面尺脉却是空的，是不是长期没休息好？

患者苦恼地说，是啊，我一个月没有一天能睡好觉的。

老师又问，你这失眠有多久了？

他说，有三四年了，刚开始出来工作时都不会失眠，因为经常上夜班，觉得精神不好，很困，于是就喝浓茶、浓咖啡来提神醒脑。这样上夜班就不会打瞌睡，想不到半年以后，就连白天也睡不着觉，吃安定也不管用。

老师说，你是不是还腰酸，脚怕凉？

他点了点头。

老师说，你这个是上实下虚，脉象是虚亢，盈久必亏，精神不好，不是要提神醒脑，而是身体需要休息了。

于是老师给他开了黄连温胆汤，加上附子、龙骨、牡蛎、杜仲、寄生、川断，只调了两次方子，失眠就大为好转，他高兴地回来复诊说，终于能睡个安稳觉了。

老师跟他说，你以后别再用那些浓茶、咖啡来提神醒脑了，如果以后再这样透支身体，想要修复就困难了。

你看你现在，未老先衰，身体严重透支，你最好换个工作，身体健康，比你赚钱更重要。你现在一个月薪水拿多少呢？

他说，有一两万（元），因为薪水高，所以才一直扛着。

老师说，薪水是一时的，身体才是一辈子的。年轻人，人生没有后悔药。我跟患者说，你一个肝值两百万（元），一个肾值几十万（元），如果因为工作严重透支身心，把它们搞坏了，这笔账该怎么算呢？

确实，现在很多失眠精神亢奋不安的患者，有不少是提神醒脑的浓茶饮料喝得过多导致的。人体好比一盏灯一样，灯油足时，烧得很亮，当灯油不足时，火就开始暗，这时到底是去挑灯火，还是去添灯油呢？如果去挑灯火，把灯火挑得越亮，人就越容易衰老得病，好比风中残烛，不可长久。所以这时更需要的是去添灯油，闭目养心，凝神静气。

所以任之堂的小黑板上写了曾国藩的养生十六字，就是给透支身心得病的人，指明一条修养之道：

视必垂帘，息必归田。

食必淡节，卧必虚恬。

🏮 花早发者必早谢

有个跑过业务的年轻人，才二十来岁，他自己感到虽只工作了两三年，却像是衰老了一二十年一样，天天吃不安睡不好。他问老师说，医生，你看我的内脏衰不衰老啊？

当今中国，年轻人因为过劳死的例子越来越多，而解剖发现，很多猝死的年轻人，他们的脏腑居然跟六七十岁的老年人那样老化衰竭。可见长期颠倒昼夜，透支精血，就是在提前用完生命。

所谓**花早发者必早谢**，人如果早早把精神透支出来，必然**早衰多病**，《黄帝内经》说，生病起于过用。透支过用身心是现代人的万病之源，几千年前的中国古人就看到这点。人的精神不是靠刺激出来的，而是自身脏腑精血充满后，自然流露出来的。

孙思邈说，人命至重，有贵千金。在现在看来，一千万（元）也买不回自己健康的身体。所以说，稍微懂得点算账的人都知道如何取舍。

精神本不好，提神又醒脑。

咖啡加浓茶，兴奋不得了。
从此得失眠，天天都苦恼。
焦虑又抑郁，都没后悔药。
如风中残烛，再没可消耗。
挑灯火提神，终会没油烧。
工作虽是好，薪水看似高。
若为健康故，两者皆可抛。
人以财为导，我以身为宝。
身心保养好，这才是王道。

45 | 人常叹息，只知疏肝

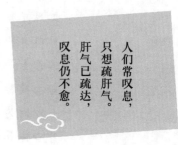

人们常叹息，只想疏肝气。肝气已疏达，叹息仍不愈。

🕯 陈旧去，新水生

郁闷啊，这个词都快成为这个时代很多人的口头禅了。他们工作之余，容易叹气，甚至来看病的时候，也会叹几口气。

有个妇人也老爱叹气，嘴唇偏暗。她听人家说，用三七可以行气活血化瘀，于是吃了一个多月的三七茶，人反而变得更气虚了。

后来老师叫她泡三七茶时，再加几片红参进去，再喝一段时间，就不叹息了。

其实，叹息也是人体的自救反应，我们看郁闷的闷字，它就是心被关在门里面，它要出出不来，要顺心顺不了，所以人显得疲乏抑郁，好像关在笼子里的动物一样，没办法喜乐。

老师说，这抑郁郁久了，它也会耗伤气血。所以郁者多夹虚，而阴虚也会致郁。好比农村有些老农干活干得特劳累时，就喜欢坐在田埂上抽支烟叹叹气，这是因虚而致郁。可见不能一见郁闷叹气，就一味地疏肝解郁，还要考虑补气。中医认为，膻中为气海。《黄帝内经》说，**膻中者，臣使之官，喜乐出焉**。你膻中气要足，人才能喜乐，气不足后就会叹息。

又有个患者，脸上长斑，服了老师推荐的玫瑰山楂茶后，斑是消了，但人却觉得很累，气不够，老师所，在方中要加黄芪。于是再服下去，气就足了，也不叹息了。

这是因为疏肝解郁活血的玫瑰花、山楂，能把气给顺开，顺开后，如果膻中气不足的话，就容易叹息，这时就需要充气。

可见，治斑把沟渠瘀血通开后，还需要注入新鲜的气血，如同清洗池子一样，刷去旧垢，还要注入新水，令池子保持陈旧去，新水生的状态，池子就会光洁如新。

膻中气不足，肝胆郁不舒

又有一个小孩子，叹气都成为他的习惯了，几年不来好不了，他的父母都很担心，小小年纪比大人还爱叹气。还不到十岁的小孩子，既没有生活压力，也没有情志上的忧患，何来叹气之举呢？这肯定是一种病。

于是，老师建议让孩子吃补中益气丸，结果几个月的叹气就慢慢好了。

老师说，膻中气足后，不单不叹气，还能流露出喜悦的表情。可见治疗抑郁叹息也要分虚实，**虚则补之，实则泻之，气陷则升提之，气郁则疏达之。**

小孩子气不足，往下陷，我们就直接养其真，把他的真气培养起来，他就不叹息了。

还有一些工作压力比较重的白领，他们也善太息，脉象偏于双关郁的，我们直接用逍遥散帮他顺其性，很快也可以治好。

如果是**因郁而致虚，因虚而致郁**，既有膻中气不足，也有肝胆郁不舒，我们这时用药，两边要同时考虑。既用逍遥散顺其性，也用补中益气丸养其真。可以饭前服补中益气丸，饭后服逍遥丸。补其中气，令其条达，乃至和平。

> 人们常叹息，只想疏肝气。
>
> 肝气已疏达，叹息仍不愈。
>
> 譬如唇紫暗，单纯用三七。
>
> 瘀去还叹息，红参来补气。
>
> 譬如脸长斑，玫瑰花顺气。
>
> 山楂化血瘀，斑去也叹息。
>
> 这要加黄芪，气足膻中喜。
>
> 大补膻中气，再解肝胆郁。
>
> 气足郁又舒，心畅自欢喜。

46 | 牙痛牙肿，
拔牙钻孔

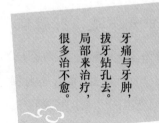

牙痛与牙肿，
拔牙钻孔去。
局部来治疗，
很多治不愈。

🍐 重用骨碎补，满口牙疼止

有位口腔科医生，来任之堂交流。他浸淫于口腔牙科已有数十年，一直都用局部治疗处理牙齿的各种疾病。

他发现有很多牙痛、牙肿、牙出血，不一定全是牙的问题，采取常用的拔牙、钻孔、切断神经止痛等技术，却不能尽愈诸病，于是他作为一位西医牙科医生，开始学习中医的整体治疗观。

他说，天天碰到那么多牙病的人，不是补牙就是钻孔，要么拔牙，这个过程好像机械一样。我就想骨头不是肾负责的吗？牙齿不是人体中最坚硬的骨头吗？肾不好时，是不是牙就容易出问题？今天也想请教关于牙出血跟牙痛的问题。

余老师说，牙齿可能发生局部病变，也可能是周身疾病的反应点，说白了就是替罪羔羊。中医认为牙齿归肾管，牙龈归脾胃管。所以牙齿不健康，跟熬夜伤肾，还有应酬烟酒、饮食都分不开。

有个患者，满口牙都痛，想治疗也不知道从哪里入手，想拔牙根本也不知道拔哪颗。民间草医给他用上80克的骨碎补，几次就不痛了。骨碎补这味药就是通过补肾以止痛，它是那种针对肾虚满嘴牙痛的单方单药，经得起临床考验。

🍐 牙龈出血用竹茹

还有一个患者，牙龈出血有好几年了，一刷牙满嘴都是血，很是苦闷。

老师给他重用竹茹50克，血就止住了。

老师说，这是胃气上逆，气随血涌，降其气，血自止。虽只一味竹茹，但对于牙龈肿痛出血，也是很好的药。

可见，治疗牙痛、牙出血，不能只盯着牙做文章。如果是五脏失调引起的牙病，吃消炎药、止痛片都不管用，这时寻找中医治疗，从大方面着眼，从整体入手，肾虚的补肾，胃气上逆的降胃气，常常能收到意想不到的效果。

现在不单是牙科医生，甚至很多患者，牙齿一出现问题，就想到要如何去止痛，去止血，甚至年老的患者，只想到去拔牙，这也是一个误区。

牙齿即使拔掉了，但本身是肾虚体质，还是胃气上逆体质，这些根本问题都还在。有的牙痛患者拔掉牙后，头又痛耳又鸣，记忆力严重减退。

因为拔了牙，肾虚却没有解决，中医认为，**肾主骨生髓，上通于脑，开窍于耳**。治了标，没治到本，所以问题反而更多。

如同树木一样，它的根部以及土壤就好比人的肾以及脾胃，枝叶花果好比人的头脑、牙齿、七窍，如果是局部生虫长歪不好，可以杀虫剪枝，如果是根部营养不够导致叶黄果稀，就要治根部。

🐚 不能牙痛就拔牙

还有一个患者，牙龈肿痛，他已经有六十来岁了。他说，反正人也老了，留不留牙齿都无所谓，干脆把牙齿拔了，拔了一颗，旁边的牙齿也松动，结果几年内全部牙都拔掉了。

牙龈是不肿痛了，但却多了一个问题，经常咽喉肿痛，炒得稍微过火的菜都不敢吃，非常苦闷。

这是因为把牙齿拔掉后，只是解决牙的问题，没有解决胃气上逆的问题。胃气上逆，则牙龈容易肿痛，把牙拔了，就发到咽喉上，所以他平时老爱扁桃体发炎。

西医如果检查出是牙齿发炎，首先消炎。如果痛得受不了了，那就干脆把牙部的神经切断，让它不痛。当下是不痛了，可脏腑病机没调整过来，会在其他地方发病。

🐚 薄荷辛凉解表，透发牙痛郁热

老师又说，有个小孩子，常牙疼。有一次疼得特厉害，他妈妈也打算带他去医院检查，按惯例吃消炎止痛片。但由于学习了一些中医常识，还是想试试中医的方法。

她想到老师用的牙痛四药，里面有味薄荷，于是就用一味薄荷熬水给孩子喝。想不到喝下去，牙齿的剧烈疼痛，很快就止住了。

第二天，她还是带孩子去医院检查，牙科医生也很奇怪地说，中药有这么厉害吗？其实，也不是中药厉害，而是中医的病机给对上了。

薄荷就是辛凉之物，它能够把整个上半身的郁热透出来，就相当于西医牙科医生用钻孔之法，缓解局部压力一样。中药里，辛凉解表的药，就有类似的功效。

从此这孩子的妈妈更加迷上中医了，小孩子有啥不调和的，都先考虑用中医来调调。副作用小，也治本。

🍶 牙痛四药与叩齿功

牙科医生便问老师，那引起牙痛的坏死之物没有取出来，怎么能好彻底？

老师说，中医看病是看整体，当身体的郁热透发出来后，自动会去修复吸收。只要脏腑升降功能能慢慢恢复，牙齿里面的异物，它也会慢慢消化吸收。

我们常用的牙痛四药，有生麻黄、薄荷、大黄、生甘草。前两味药，就相当于打洞透郁热，缓解压力。后两味药叫大黄甘草汤，能够通降阳明胃肠，以降身体的浊气。而且大黄还有推陈出新之功，也有助于异物的吸收。这个方子对于一些常见的牙痛，如胃火上攻，上焦有郁热引起的牙痛，效果还不错。

中医治病，既重治疗，也重预防。老师又给大家介绍了一个道门叩齿功来保护牙齿。老师说，他在西安曾经跟萧道长住在一个房间里，萧道长睡前就打坐，然后叩齿吞咽，一能把牙齿跟肾气固好，二能除牙垢，三能降胃气。这叩齿功分为三步。

第一步叩齿，第二步搅海，第三步吞津液。

叩齿就是固肾气，搅海能够生津液，然后把生出的津液分多口吞进去，就是在降胃气。这样一个小小的养生动作，就蕴含着补肾、生津、和胃降浊的法理。这样对牙痛不管是肾亏虚证，还是胃火实证，都有帮助。

牙痛与牙肿，拔牙钻孔去。

局部来治疗，很多治不愈。

中医看牙痛，看重是整体。

花果发土壤，枝叶从根起。

骨碎补肾虚，竹茹降胃逆。

满嘴牙痛止，牙龈出血愈。

热要透出来，浊要降下去。

四味牙痛药，所以奏效奇。

叩齿日不断，吞津往肚里。

此法常修习，人人是中医。

47 | 脚汗脚臭，
敛汗除臭

🥃 臭汗为身体自救排浊

有个患者脚汗非常多，有脚臭，医生给他开了大量的枯矾之类敛汗收湿的药，甚至做了鞋垫子垫在脚上。刚开始毛孔是收缩了，汗也少了，脚也没那么臭了，他很高兴，以为这么多年的脚汗脚臭终于治好了。却不知道一周以后，脚底就开始起死皮黑皮，反而更难受。脚木木的，腰也酸胀，胸也闷，心烦失眠，浑身都不舒服。

这是因为毛孔被收住后，身体想出汗却出不了，多余的浊气堆积在体内，脚皮就长得跟老树皮一样。

还有一个患者，女，四十多岁，白带量大，且臭，在医院检查，确诊为霉菌性阴道炎，她还有脚气，脚臭，脚上汗多，时常一天要换两到三双袜子，这样持续了半年多。

在医院里也治疗了好几个月，先是消炎消毒，后来又是收湿止带除臭，内服药跟外洗药，双管齐下，臭味跟汗浊是减轻了，却经常心烦，跟老公吵架，在单位里又跟同事吵架。

她来到任之堂，老师帮她摸完脉后说，寸关二部郁数，热邪困在里面出不来。于是给她用完带汤，加上丹参、菖蒲，把心经的热邪透出来，也不去特别止她的带，止她的汗。几剂药后，带下的臭气就消除了，脚汗脚臭也随之消除。

看起来好像是一方治愈二病，老师说，其实不是治愈二病，是把身体的病机调整过来，所谓疾病都是病机的反映。

不管你是白带臭浊，还是脚汗脚臭，这臭气就是身体在自救，在排浊，多余的邪浊它要出去，我们不能够破坏身体与大自然交流的通道。

很多有脚气狐臭的人，反而不容易得宫颈癌、乳腺癌，一旦强行把这些浊汗收住的话，臭气就会留于六腑经络，反而容易得更难治的病。因为见汗止汗，他并没有看到汗的来源，没有看到这些臭气从哪里生出来的。不在根源上杜绝，遗患无穷。

为何我们用完带汤可以治疗下体臭浊呢？因为这浊气、湿邪是中焦肝脾运化不开，往下渗的结果。为什么肝脾运化不开来往下走呢？因为患者焦急心烦，饮食口味重，肥甘厚腻吃多了，加重了脏腑的负担。

这样分析起来，再治疗就不会盲目地见汗止汗，还是要谨守住升降之机。首先要让患者饮食清淡，其次用药恢复肝、脾、肠道、膀胱的升降，使周身气机能顺畅，清气往上升，浊气往下流，这样臭气的来源少了，周身气机流通又调畅了，就能真正达到治臭的目的。

🍶 防水鞋与布底鞋

回想去年冬天时，老师给大家都买了最严密的防水鞋，密不透风，希望大家在冬天的时候，不会因为下雪太冷而冻伤脚。确实寒气防住了，臭气却来了。因为鞋紧箍住脚，一个上午密不透风，明显袜子就比以前要臭。

好不容易挨过了冬天，到春天时，大家又喜欢上了穿布鞋。因为布鞋疏松多孔透气，穿上一天即使去跑山路，出了汗，你也很难闻到鞋子有浓重的臭味。脚底还很轻松。

这是因为布鞋跟胶底鞋最大的不同，是布鞋能保留人体跟大自然交流的通道。而胶底鞋为了防寒防风，却把这个通道给闭住了。

老师说，以前我上大学时，母亲每年都会给我做一两双布鞋，但我带到学校却没敢穿，因为大家都穿着漂漂亮亮的胶底鞋，这布鞋显得太土了。

后来，等我自己真正创办任之堂时，反而想起了穿布鞋，自己去买布鞋。我母亲对我说，以前做给你穿，你都不穿，现在自己买都要买来穿了。

老师笑着说，穿布鞋，干干爽爽，年轻时看重的是外表，所以要漂亮的胶鞋皮鞋，有了一定阅历后，看重的是实质，鞋要合脚，要穿得舒服，至于它好不好看，也不当回事。

老师还号召学生们一起穿布鞋，一次老师上批发市场，就给大家买了几十双布鞋分着穿，这样上山走路都轻便，回来洗袜子也不会臭气熏天。

脚汗又脚臭，敛汗来除臭。
臭气往里躲，全身毛孔缩。
失眠又胸闷，脚底死皮多。
邪气往里收，皆因不排浊。
何以烦恼多，不晓病根由。
脚是排气筒，通道不可锁。
譬如胶底鞋，就是易留臭。
又如布底鞋，随穿随排浊。
用药升降守，饮食淡入口。
正本又清源，方向才不错。

48 | 精满则溢，自然现象

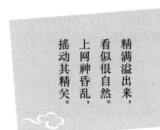

精满溢出来，看似很自然。上网神昏乱，摇动其精矣。

🐭 精满不思淫，神满不思睡

孔子在《论语》中说，**人年少戒之在色**。其实不单青少年要戒色，中老年人也要慎房事。少年戒色，可以用精气来长身子；老年戒色，是用精气来保命；中年人戒色，是靠精气来完成事业。

老师说，人的生命健康跟一生的事业，与个人的精气神是分不开的。不管是学习还是工作，都需要保养身体，都需要有良好的行为约束力。

有个少年，因为精神抑郁而辍学，他母亲带他来看病。只见这少年脸色㿠白，毫无年少者红润的朝气。

老师就问他母亲说，这孩子晚上是不是经常手淫？

他母亲答道，这个我不太清楚。但曾经听他说，常梦到女同学。

老师又问，他平时还有什么癖好习惯？

他母亲回答说，这娃子爱拿着手机上网。

老师说，叫他别上了，把身体都弄坏了。

他母亲也发愁地说，我们也管不住他。

老师说，怎么管不住，他往悬崖里面跳，你不去拉他吗？

还有一个少年，来任之堂看病，声低气弱，双手冰凉，唇淡无华，就像老年人大气下陷一样。他苦闷地说，自己记忆力不行，记不住东西。

老师问他，平时是不是很多春梦。

他点点头，老师跟他说，不要再看那些不健康的书籍网络了，遗精不是好现象。他疑惑地说，精满则溢，不是自然现象吗？

老师说，年轻人的精是用来长身体的，如果太频繁地遗精，身体长不好，大脑也长不好。现在年轻人受网络等负面的东西影响很大，白天看那些花花绿绿的东西，变得心神浮躁。《黄帝内经》认为，**心动则五脏六腑皆摇**。你心念先动，才摇动精关，出现遗精，这不是自然现象。中医道家认为，**精满不思淫，神满不思睡**。年轻人精存得越牢固，身体长得越壮实。

还有所谓的精满则溢，可以比喻为堤坝，如果你河流的堤坝低矮的话，水存不了多少就漫过去了。如果你水库的堤坝筑得高深的话，那你存的精水就很多，不容易遗。现在很多年轻人认为精满则溢，其实是精关不固，精关太低了。所以常遗精的年轻人，没有哪个脑力智力是好的。

中医认为**肾主骨，生髓，上通于脑，脑由髓聚而成**。现在西方医学研究也认为，人体精液的成分，跟脑脊液的成分是一致的。这就是年轻人常遗精，记忆力减退、学习跟不上的道理所在。

🔥 堤坝越高，蓄水越多

在人体而言，肾藏的精气，一是用来繁衍后代，二是用来养五脏，养筋骨毛发。

水库水满了，为什么它也不溢出去，因为有天上的太阳光，还有树木，阳光能够把水给气化了，蒸腾成天上的云彩，树木能够吸取水分，长成参天巨木。

所以人身体的精也很少会满而多余，因为一旦充盛，它都会源源不断地被肝木吸收，被心脏蒸化，上养肺脏，乃至肌表、头发、皮毛。

所以从肝功能，心肺机能，还有皮毛牙齿的枯荣情况，我们都可以推测肾藏精的多少。

那么精要如何化气，气要如何化神呢？在大自然里面，水库堤坝巩固后，水库中的水的转化，靠的就是天上的阳光跟地上的植被。

在人体而言，靠的是聚精会神的学习工作成长，一心一意，凝神静气地做正事，就可以把精化为气，气游散周身，再去濡养神。

所以有些人他们越干活，越是精神充满，就是因为他们专心致志，把吃进去的水谷精华，都炼化为气，往上养大脑就聪明，往外养筋骨肌肉就强壮。

🜂 警犬的嗅觉

还有一个车厂里面的年轻人，他得了过敏性鼻炎，鼻子连香臭都难以分辨，老师摸他的肾脉很沉迟，便问他，腰怎么样？

他说，浑身上下都好像给什么东西捆住一样，早上猛流清鼻涕，腰很沉。

老师给他开了麻黄附子细辛汤，吃完后鼻子通气了，背部也松了。他问老师还要注意什么。

老师跟他说，不要手淫。他疑惑地问，这跟生病有关系吗？

老师说，关系大得很，你这个过敏性鼻炎，说白了就是脑袋阳气不够，周身好像被东西捆缚住一样，就是风寒外袭。手淫会把人的精神阳气往外泻，一泻出去，肾阳亏虚，肌肤皮毛的防卫力、脑袋的阳气都下降。所以容易鼻塞感冒风寒。而且一感冒寒气就直入少阴肾经，《黄帝内经》称为，至虚之处，便是容邪之所。你现在不注意，将来刮风下雨，还会腰酸腿软。

他算是明白了些，其实这在动物世界里面就有很形象的例子。据说，一条出色的警犬，在交配过一次后，嗅觉会减半，侦探能力大为下降，如果再交配三次五次后，就会被直接淘汰掉，因为根本就没办法再破案了。

我们发现如今很多年轻人得过敏性鼻炎，鼻不闻香臭，脑子不清醒，注意力不集中。这些跟手淫、遗精都分不开。人体精华往外泻过后，周身的孔窍都容易为外邪所干，邪气因而内陷，痰饮水湿也缺乏阳气来温化，所以整个人清阳不升，浊阴不降，阴阴沉沉，没有年轻人的朝气。

> 精满溢出来，看似很自然。
> 上网神昏乱，摇动其精关。
> 注意力分散，读书心不专。
> 精气神不聚，万事皆喊难。
> 但看鼻炎者，手淫把身残。
> 又观警中犬，交配破案难。
> 精关如堤坝，牢固要如山。
> 身体阳气足，百邪不相干。

48
精满则溢，自然现象

137

49 | 贫血缺钙，
补血补钙

补钙还补铁，
为何还贫血？
月经又推迟，
冰冷脚与手。

贫血与杯子之喻

营养这么好的年代还有这么多贫血的患者，说明不是营养的问题，而是一个消化吸收的问题。

有个女孩子，她每次月经都推迟，脸色㿠白，没有年轻人应有的红润。她在医院检查出缺铁性贫血，还缺钙，于是就长期吃补钙的，补血的，补铁的，但改善不大。后来她又看中医科，开中药调，吃了些四君子汤、四物汤，也是健脾补血的。这样脸色稍微好了一些，人也觉得有劲了一点，但始终都是很累，很没精神，月经依然推迟。

她来找老师，老师摸她脉说，手这么冰凉，脉又如此细，脸色白，嘴唇没有血色，你这是缺血啊！

她说，是啊，当贫血治都治了一年多了，怎么就没好过呢？中药我也喝了，补血补铁的我都吃了。

老师说，你这身体缺血是没错，缺铁缺钙也没错，但你有没有想过为什么补不进去，是因为你缺血的背后，缺的是一股阳气啊！《黄帝内经》上说，**阳生阴长，气能生血**。你阳气不够，所以化生血液功能减退，以后不要吃水果了，再吃水果，你怎么补血补铁都不管用，以后连娃子都生不了。

她吃惊地看着老师说，为什么，水果不是补充维生素、补充营养的吗？我天天都要吃啊，不吃不是缺得更厉害了吗？

老师说，你天天吃，也没见得把血补回来，你的脉细得那么厉害，整个身体都是一个寒性体质，水果生冷，寒凉伤阳，寒性的东西，它都能够收引血

脉，你的血脉被约束收引得细细的，你再怎么想补进去装进去，它都补不了装不了。

好比如你拿一个小杯子去装水，那杯口就只有拳头那么大，你把她倒满溢出来，它也只能装一杯，它只能够让你解渴一时而已。供给脏腑都不够，怎么还有气血去排月经，去滋养面部嘴唇呢？

假如你拿一个壶去装水，那口径就比杯子大多了，你随便装一壶，不用装满，也够你喝了。气血不仅能充分供应给五脏六腑，也能滋润皮肤了。

🦉 血脉与针线之喻

她听后若有所悟，便问老师该怎么办？

老师说，很简单，戒掉水果，多到外面阳光多的地方去活动。你看那些运动员，每个人都是粗壮粗壮的，他们的血管是膨大开来，能够装很多血。又比如那些干农活的农民，他们在阳光下运动，虽然长得黑，但身体却很健康。他们吃粗茶淡饭，很少有贫血的。

你想一想，原本你的毛细血管就像一根针那么粗，血的流量还不错，但后来长期吃生冷之物后，又加之受凉，就变成线那么细，线跟针一比，少了一半的血啊，你怎么能不手凉背冷，面部㿠白有气没力呢？

老师就给她开黄芪建中汤合当归补血汤，桂枝重用到 30 克，她吃完后，觉得很舒服，身体暖洋洋有热气，来复诊一次，脸色就改变一次，最后治到两只手都暖热起来，嘴唇都变红润了，整个人都有劲了。

老师说，差不多了，回去以后，不要碰生冷的东西。你只要手脚保持这个温热感，贫血缺钙通通都好了。那些阴性的物质要靠阳气来化生，你只要不再伤到阳气，让血脉外周的寒邪通过运动出汗散掉，加上这黄芪建中汤里头的桂枝、生姜的作用，血管就从如线般细的变为针般粗。你容量足，喝水谷都是补，身体就会慢慢好起来。

> 补钙还补铁，为何还贫血？
>
> 月经又推迟，冰冷脚与手。
>
> 水果不戒口，运动又不做。
>
> 人体凉飕飕，难免日日忧。

好比一水壶，装水自然多。

你那小杯子，解渴都不够。

管道被寒束，气血自然弱。

不把寒解开，补血都是错。

一把心阳振，寒气立即走。

管道变粗大，血脉容血多。

运动加温阳，水谷都是补。

周身流量大，不为贫血愁。

50 | 脾虚要补，人参白术

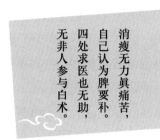
🔥 心有千千结，肠道不通畅

有一类患者，他懂医又懂得不多，看病的时候，也会跟医生交流一些中医常识，由于对自己的身体不是很了解，所以有不少误区。

比如有个外地的患者，脾虚消瘦，北京上海很多大医院他都去看过，找了很多名医。他一直都在吃各类健脾益气的药，却仍然少气懒言，神疲乏力，胃口不开，头晕头痛，还伴随着耳鸣。

老师问他以前都吃过些啥药。

他把早就把准备好的药单子拿出来，有人参健脾丸、参苓白术散、香砂六君子、八珍汤、六味地黄丸、金匮肾气丸，还有他自己配制的资生丸等。这些常规的调补脾肾的药，他基本都吃过了。他跟老师说，我最想要长长肉，太瘦了。

老师说，你纠结太多了，心宽体胖，你心不宽阔，怎么能长肉？你看过这么多名医，服过这么多药，都没有好好让自己心静下来。人在焦虑绷紧状态下，是不可能长肉的。

他想了想，又问，我这个是什么问题啊？余医生，我看了你的书，你看看我这个是不是肝郁脾虚啊？

老师笑笑说，你是思虑过度了，我给你说说吧。如果我自己的电脑坏了，我不会去纠结它有什么问题，该怎么修，要学哪些修理常识，这样活着太累了。我就直接把修电脑的师父叫过来，给他几十块，他就把电脑修好了。你在这里要安心地吃药，剩下的时间好好去爬山。我一般不主张患者去研究医学，他们看一些养生保健的书还可以，如果深入进去研究，看到什么病都往自己身上套，把自己都搞乱了。钻进去，出不来。

你们想想，很多医学问题，连七八十岁的老中医，他一辈子未必能够完全搞明白。你现在本身就生病，元气不够，哪有精力把那些问题搞透呢？

于是，老师给他开桂枝汤合胸三药跟肠六味。

因为患者左寸脉弱，心力不够，肠道推动力差，加上右关部郁滞，长期思虑过度，思则气结，太纠结了。所以用桂枝汤加通肠六药，加强心脏跟小肠动力，再加胸三药，解开他胸部脾胃因思虑过度纠缠在一起的"千千结"。

患者一看老师开的药里头都是一些通肠行气的，他就傻眼了，说，我这么虚能不能受得了啊？我这脾虚要补，要不要加点人参白术？

这患者也算是学了点医，知道脾虚用人参白术好，人参乃补气药王，白术乃健脾圣药。不管哪个名方，若论健脾补气，都少不了人参白术，比如参苓白术散、四君子汤、人参养荣丸、资生汤等。

老师又笑笑说，你先吃了看吧，我摸你脉，肠道郁滞得很，心也很纠结，心有千千结，肠道不通畅，这个脉象没改变，你吃什么补的都白搭，如果人参白术你能吃出效果来，也不用大老远跑到这里来了。

患者觉得也是，于是当天下午跟老师去爬山，晚上就开始喝药，喝完两剂药后来复诊，老师问他怎么样了。

他说，还行。

老师说，什么叫还行啊，你要说症状，有哪些变化。

患者说，我上厕所拉了很多墨绿色的大便，拉完后觉得很舒服，这两天胃口好像比前好了，吃东西有感觉。

老师点了点头，我们也知道这是好现象，下边的积滞去后，上面就想吃东西，就有胃口，因为最好的健脾开胃药，就是能把肠道积滞通掉。你通掉后，患者自动就会索食。一旦有胃口索食了，不用靠药物来补，五谷杂粮，它自动就会转为气血，补养周身。

这样老师继续给他守方，说，你现在拉的只是大肠那一截的东西，小肠很长，长期积在那里面的东西，不是一两天能拉得干净的。

这样他又吃了两剂药，回来复诊后，说，我头好像不痛了。

这又是一个改善。老师说，所有的头痛的治法，都离不开升清降浊，清阳不升，浊阴不降，是头痛的根本原因。降其浊阴，就要降其胃肠，肠胃一降，上面的浊气都会下来，所以《内经》上说，**头痛耳鸣，九窍不利，肠胃之所生也**。我们反其道而推之，只要能够让肠胃通畅，那头痛耳鸣，九窍不利，不就好了吗？

这样患者就很高兴地带药回去了，老师跟他说，你本来就没什么大病，这都是小问题，只要平时多吃吃素，多爬爬山，把生活习惯改一改，根本不需要跑那么大老远来求医问药。

🍶 要想富，先修路

我们来看，没有用到专门健脾益气的药，患者为何反而觉得舒服，觉得有劲？原来这叫做里通一身劲。

老师说，对现在很多患者来说，生新不在于补，而在于去陈旧。益气不在于健脾，而在于通肠腑。因为很多人都是大鱼大肉吃惯了，他们不是缺营养，而是肠道超负荷承载过多的营养。肠子像超载的汽车一样，爬坡爬不动了，人怎么能不累呢？像这样的患者，你让他适当地节节食，反而更好，补益气血不在于人参白术，而在于通肠净腑。

你们看那些做完手术的患者，第二天医生最关心的就是他肠道排气了没有，会问他排不排便，放不放屁，如果能够正常排便放屁，那身体恢复就有生机。如果连这点都没达到的话，再怎么补脾益气血都不管用。先要给他通肠滞，肠滞塞在那里，补不进去。

就比如，你长一个疮，里面生成了脓腐，首先我们要用排脓祛腐的药，或者用外科手术，把这些脓腐排干净，不然新肉难生，徒补无益。

又比如修汽车轮胎的师父，他们要把轮胎补好，不是直接就补，而是先要把轮胎周围刮干净，再把裂口补上，这样就牢固，如果你没刮干净就补上去的话，很容易重新裂开来。

这人体的肠道也是这样，你不清理干净，那些补药进去，根本运化吸收不了，还会增加它的负担。

大家听后，都明白了，为何老师对于刚过来的患者，很多都是要以通肠法打先锋，因为那些有形的垢积祛除后，无形的气机才能调畅。就好比把道路修好了后，车辆来往就畅通了。

要想富，先修路。 你这条路没修好，搞得坑坑洼洼，凹凸不平，即便这个村里头有最好的土特产，它也运不出来。

而人体最大的一条营养运送通道，就叫做谷道，西医学又叫做消化道。这条消化道的通畅至关重要，腐浊之气从这里排，清阳之气也从这里升上来。想要健脾升气血，前提是下面肠道的滞涩能够通开。不然升上来的都是败浊之气，反而搞得头晕脑胀。

就像把你关在一个臭浊的环境里头，能不头晕头痛吗？肠道里头的浊气往大脑上边窜，能不头痛心烦失眠吗？所以说，道家最重视清肠腑，道理全在这里。肠腑洁净后，你不求补而它自补，不求气血，而它气血自足。

所以说，**脾虚要补，不在人参白术，而在降浊通腑。**

> 消瘦无力真痛苦，自己认为脾要补。
> 四处求医也无助，无非人参与白术。
> 自己开方资生丸，还是在走老路途。
> 难道名方有错误，怎么服用病不除。
> 不妨看看动手术，不通气血云何补。
> 不妨看看疮脓毒，新肉长前先去腐。
> 不妨看看补轮胎，污垢刮尽再修复。
> 原来脾虚兼肠滞，如同超载车辛苦。
> 又如身体要想富，必须上下先修路。
> 修路首先修谷道，谷道通畅气无阻。
> 气血无阻胜过补，两圈转动即脱俗。
> 不信但看道家言，若欲长生先通腑。

51 | 心脏不好，丹参片好

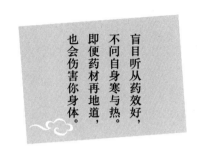

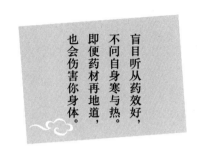
盲目听从药效好，不问自身寒与热。即便药材再地道，也会伤害你身体。

🍶 丹参片之忌

现在老百姓都知道丹参片治心脏病，心脏不好就去买丹参片，活血化瘀，缓解血管硬化，既便宜又管用，有病治病，没病保健。真的有这么好？

如果不辨证用药，再好的保健药，吃久了也会吃伤人。

有个患者吃丹参片，心慌掉气反而加重，还拉肚子。

老师说，这种患者，是心阳虚，水寒射心，脸部都是红中带暗，丹参片是凉的，以凉而治寒，无异于雪上加霜。

于是迅速给患者用桂枝汤加红参。这样患者心慌掉气的症状很快就改善了。其实临床上，体质寒湿的患者很多，他们大都不适合单纯吃丹参片。丹参这味药，取其活血之性可以用，但对于寒性体质的人来说，需要适当配些桂枝之类的温药，这样才可以去性存用，而不致伤人。

所以说，即便是很常见的丹参片，照样不适合所有心脏患者服用，**如果患者舌苔水滑淡胖，或者手脚心背心容易发凉，这时就要慎用丹参片了。**

🍶 保心丸也分温凉

老师说，用药有用药标准，就算丹参注射液，也不适合所有心脑血管的患者输用。有些患者用了还加重，这就是没有分清寒热虚实。

又比如速效救心丸，也不是救所有心脏病。心脏瘀闭要分寒热，治疗也要分为凉开跟温开。**速效救心丸只是凉开，对于热闭的效果好些。所以还有麝香保心丸，这里面有肉桂，它是温开，对于寒闭的效果好一些。**这样有一阴一阳

51 心脏不好，丹参片好

145

一凉一温，治胸闷救心就全了。

有患者问，那该如何选用呢？

老师说，如果实在不知道怎么择用，可以数心率，心率偏慢偏弱的，这时选用温开的麝香保心丸稳妥些。心率偏快偏急的，选用凉开的速效救心丸稳当一些，这也是最粗糙的分阴阳。有了中医的辨证，再用起药来，就可以避免一些常见的误区。

> 盲目听从药效好，不问自身寒与热。
> 即便药材再地道，也会伤害你身体。
> 一味想把灵药吃，不明自身虚与实。
> 即便保健药再妙，开口动手便错了。

52 | 不孕不育，大补腰肾

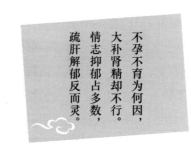

不孕不育为何因，
大补肾精却不行。
情志抑郁占多数，
疏肝解郁反而灵。

🔥 桂枝汤合逍遥散治不育

有个四十岁的男性，因为工作事业繁忙，以前不想要孩子，当事业稍有成后，他就想要孩子，想不到几年来到处求医治疗，都没法治疗好他的不育症。

第一次来任之堂时，老师摸完脉问他，是不是性功能下降？他点头称是。

老师又问他，以前治疗过没有？

他说，吃了很多药，像海马、鹿茸、海狗肾、阳起石这些，还有更贵的补肾药，都一一买来吃过，但精子活力还是不够。

老师又问他，既然吃这么多补肾的药还不行的话，你有想过是什么原因吗？

他摇头说不知道。老师说，你这还不完全是肾阳虚，你既有肝郁，还有心阳不足。心主欲望，心气不足，根本就没那欲望。肝主疏泄，肝经络阴器，下焦的气血也要靠肝疏泄送达下去。你这人平时就太古板了，情志太抑郁，太过稳重，你要能活泼活跃，精子它才能活泼活跃，你天天心事太重，思虑太过，又不肯动，精子它怎么动得了。

他点头说，是，确实工作压力大，也没时间运动。

然后老师给他开桂枝汤合逍遥散加蜈蚣，想不到半年以后，他再来任之堂时，高兴地跟老师说，我爱人怀上孩子了。甚至他还另外又带来两个不孕不育的患者。虽然老师不是专治不孕不育，但按照中医理论来调，治疗上还是离不开五脏六腑。

疏肝宁心胜补肾

现在很多患者以为不孕不育就是肾虚，营养不够，拼命地进补。

老师说，这是一个大误区，以前人一对夫妻生几对娃子，他们吃什么？粗茶淡饭，能吃得饱就不错了。现代人大鱼大肉，应有尽有，怎么会营养不够。

现在大多不孕不育的人，都是情志抑郁，欲望太多，肝不能条达，子盗母气伤了肾水。欲望太多，太劳心，压力太大，思想负担太重，整个人抑郁得没有活力朝气。所以大部分人用补药治不好不孕不育。我们从疏肝宁心的角度来看，发现治疗效果相对还要理想一些。

可见并不是说，越贵重的补肾药就越好，那些平调疏肝解郁的，其实更适合这些人服用。按《黄帝内经》上说，就叫做**"疏其气血，令其条达，乃至和平"**。

现代人不是营养不够，而是这些营养不能很好地疏泄分配到需要的地方去。而用疏肝的药，能把营养气血输送到肾中去，能把肠胃的气血分布到四肢九窍去。

只要身体一气流通，无所阻滞，即便是吃粗粮五谷，身体也会强壮。所以用疏通的办法，比单用补益的办法，效果要好多了。

养精种子，开闸放水

为何用这疏肝解郁之法，并未用很强力的壮腰补肾之药，反而治好不育症呢？说明不孕不育并不都是亏虚。

就好比水库一样，它的闸门没有放水，下游的农田得不到灌溉，没法播种生长，农业搞不起来，你施再多的肥都没用。国家也常说，**水利不兴，农业不稳**。

而在人身看来，水足不足，在于肝肾。**肝为藏血之官，肾主水，受五脏六腑之精而藏之**。而水能不能疏通，运送到需要的地方去，靠的却是心跟肝。心主血脉，心脏强大，就可以把气血泵到周身去。

肝主疏泄，什么叫做疏泄，就是水库里头水很足，我们把这闸门一打开，让水能够顺流直下，到各个需要的地方去，这就叫疏泄。

如果肝郁了，就好比把水库闸门关得紧紧的。心郁了，就好像血脉沟渠堵得严严实实。这样气血都郁在中上二焦，不能到下焦去，养精种子，所以精子活力、数目都不够。

这时只要通过强心疏肝，缓解精神压力，恢复气血周流，自然就怀孕了。所以老师常劝不孕不育的人说，生育是人的自然，需要自然而然，不要有太多的思想心理负担，更不要因此而精神抑郁，紧张。保持身心放松自然，比吃补药还强。

> 不孕不育为何因，大补肾精却不行。
> 情志抑郁占多数，疏肝解郁反而灵。
> 若是不足养其真，若是郁滞顺其性。
> 好比水库蓄水足，只因堤坝固若金。
> 闸门稍微放开后，水到渠成万物兴。
> 人身气血周流转，亦凭此番好心情。

53 | 瘀血体质，
活血化瘀

瘀血体质何其多，
丹参三七把血活。
最好化瘀药用上，
何以迟迟没结果。

气虚是因，血瘀是果

有个患者脸上长斑，她在外面听人说，这是瘀血体质造成的，于是买了大量的三七来吃，吃了一个多月，斑变淡了，但人却觉得气虚，没劲。

她找老师问为什么，老师摸了她脉说，你身上有瘀血没有错，唇紫暗，舌下静脉曲张，月经也有血块。

她疑惑地问，那为什么我用最好的活血化瘀药都没有治好呢？我上药店买的三七可是最贵的那种，最好的云南三七。

老师说，血瘀没有错，但你要想到为什么血瘀。你脉偏下陷，气不够，气虚是因，血瘀是果。中医是治根本的，要对因治疗，中医更强调整体观，你是气虚在前，推不动血液循环，才形成血瘀。

她又问，那为何我服用三七后，反而觉得气不够呢？

老师说，本身你就气不够，再用活血化瘀的药也要消耗你的气。

她又问，那我该怎么办呢？

老师说，你可以试试黄芪、丹参，再加点玫瑰花，每次可以十克八克泡茶来喝，慢慢调，把气提起来，血养起来，或许会好一些，而且花费也没有三七那么贵。

患者服用过后，气虚没劲的症状逐渐就改善了。可见所谓的瘀血体质，也不一定用化瘀的思路。

很多时候瘀血只是表面现象，我们要透过现象看本质，如果是因为气的推动力不够，导致血脉瘀阻，我们只需要把气补足，血脉就能够流通了，面部的垃圾也就少了。

🔥 添水拌粥法

还有一个老太太，膝关节屈伸不利，一年比一年差，孝顺的儿女们，给她买了大量的丹参三七粉，并且说，通则不痛，人年老了，瘀血在膝盖骨，血流不通，所以刺痛。老人家吃了一个多月，膝关节还是屈伸不利，还是不通。

她来到任之堂，老师跟她说，你舌红，苔少，虽然身体有瘀血，但脉象细涩，整个体内阴液不足，平时老容易口干，血液也黏糊糊的。

老人家说，是，她晚上还会因为口干而醒过来。

老师说你那膝盖的问题，不全是瘀血的问题，用活血化瘀的药，不能取效，是因为没有考虑到身体阴液不足。

好比你煮粥一样，粥煮得很稠的时候，你不管怎么用勺子搅，它还是那么黏稠，就是没法稀释开来。我们只要想办法，往粥里倒上一碗水，那粥你不用搅它自然就稀释了。

你的体质就像熬干水的粥一样，有瘀血没错，但瘀血是因为阴液不足，才导致血液黏稠而瘀滞。单用丹参、三七活血化瘀的药，就好像单用勺子去搅粥一样，不能改变根本的问题。

这样老师给老人家开了养筋汤，加上黄芪、当归、鸡血藤，这通补气血"三药"。主体思路以白芍、麦冬、地黄这些养阴的药为主，往血脉里面注入阴津阴液。

这样才服了三剂药，老奶奶的膝盖骨痛就大减。可见瘀血不一定要活血，见瘀不治瘀，要明白是什么原因导致的瘀血。《黄帝内经》说，必伏其主，而先其所因，你必须要先把病根子挖出，好像擒贼先擒王一样，把王擒住，整个战乱就止住了。

🔥 阳气足，血脉通

有个女孩子二十来岁，一直都痛经，她妈妈带她来看。翻看她以前的病历本，我们发现有医生开了桃红四物汤这个治疗瘀血的名方。我们问她服了这方子有效果吗？

她说，第一个月好些，后来就不行了。

老师摸她的脉后说，沉迟涩，沉主里，迟为寒，涩为有瘀血。你这个是瘀血没有错，但为什么用活血化瘀治不好，是因为没有把寒凝的状态解除。你这痛经就是穿裙子跟爱吃水果凉饮导致的，这个要改过来才好得快。

然后老师给她开少腹逐瘀汤，吃完后就不痛经了。

为何同样是活血化瘀的药，桃红四物汤就没有少腹逐瘀汤治疗得这么彻底？

老师说，她这个是寒凝血瘀，寒凝是因，血瘀是果。

桃红四物汤把血瘀的果改善了，所以有效，但治不了根。

而少腹逐瘀汤既治瘀血，还把子宫的寒气散开来，把瘀血的根也拔了。

这暖宫祛瘀在于温通，你们看少腹逐瘀汤里面，有小茴香、肉桂、干姜，都是给子宫一股阳气，阳气足，血脉通，再适当用些活血的药，就可以把瘀血扫荡出去。

可见对于寒凝郁滞来说，单纯活血化瘀，是不能从根本上改变问题的。只有把寒凝给温化了，血脉自然就不瘀。

想通了这个道理，妇人小腹受凉，痛经，子宫肌瘤，甚至闭经，月经来迟，还有老年人阳虚便秘，以及小便不通畅，这都有一个共同的道理在里面。

老师说，就是要这样去悟，你一理通，百理融。你悟通一个象后，不管是自然界的还是日常生活中的，你整个治病思路都打开来了，境界也提升了。

瘀血体质何其多，丹参三七把血活。

最好化瘀药用上，何以迟迟没结果。

譬如河道水浅薄，怎么疏通都是错。

把水补足瘀冲走，自然消退斑与痘。

又如锅内一糊粥，怎么搅拌还是稠。

不如加水一稀释，自然粥清水也活。

少腹逐瘀把根拔，桃红四物只治果。

痛经原是寒凝致，温阳通脉瘀血活。

学医贵在开悟性，提升境界有方法。

自然生活皆吾师，看你用心多不多。

54 | 小儿感冒，
体虚要补

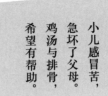

小儿感冒苦，
急坏了父母。
鸡汤与排骨，
希望有帮助。

🫗 小儿两大病机

一位母亲带着她七岁的小女儿来任之堂，说感冒好了，这两天又复发。

老师一下子点中要害说，你给她吃什么了？

孩子母亲说，就鸡汤还有排骨。

老师说，不是跟你交代不要轻易补吗？

孩子母亲说，这孩子瘦，老爱生病，不是体虚吗，体虚不补怎么行呢？

老师说，虚不受补，把身体搞壅堵了，反而不舒服，**萝卜白菜七分饱，身体通透反而好**。

于是老师给小孩开了小柴胡汤加胸三味，和解少阳枢机，拨转胸中大气，很快就好转了。

老师说，小儿乃少阳之体，身体的气血不需要过补过泄，只需要保持和调通畅就好了。小柴胡汤是和解法的代表方，和是和其里气，即肝胆脾胃之气。**小儿肝常有余，脾常不足，即此义也**。解是解其外邪，即腠理风寒之邪，故小柴胡汤又有"解腠汤"之雅称。而且小柴胡汤升肝降胃，可升清降浊。

很多医生都知道，小孩子生的病不外风寒感冒等呼吸道疾病，或饮食积滞引起的消化道疾病，所以小儿受凉或者食积是两大常见病。

而小柴胡汤升清降浊，和解枢机，疏肝降胃，调理脏腑，基本上把这最常见的两大病症照顾到了，临床上就可以在此方基础上加减变化。故古人说**小柴胡汤有诊断之误，而无治疗之失，即此义也**。

后来这对母女又过来看病，母亲反映一给孩子吃点补的，孩子就咽喉不舒服，发烧，还是余大夫说得对，小孩子不要轻易补。

🏮 《红楼梦》中的饥饿法

老师说，小孩子气血流通，青菜白米都是大补，特别是不能给孩子吃撑吃坏了。现在很多孩子都是这样，父母关爱太过，成了溺爱，反而害了小孩。这叫"无知的爱是伤害"。在小孩生病期间，要清淡饮食，身体就恢复得快。俗话说，**若要小儿安，常带三分饥与寒**，就是这个道理。现在娇气、爱闹病的孩子越来越多，大多不是营养不良，而是走了另一个极端，与父母喂养过度分不开。

在农村有经验的老人都知道小孩外感内滞时，要少吃油盐少吃肥腻，即使不怎么吃药，也好得快。这个经验在《红楼梦》中就有介绍，原来贾府里面就有个治病的风俗秘法，无论老幼只要略有些伤风咳嗽，总以饥饿和清淡饮食为主，其次才调以药物。这样既能保持腹中清空，有利于气机运转，加速身体自愈，更能够防止疾病加重或反复。

🏮 食复与损谷

我们知道《伤寒论》上有很多关于"食复"的记载，就是指病后不知道戒口，本来疾病都已经基本好了，却因为大吃大喝令肠胃壅堵，气机不通，这样病情又反复了，就叫做食复。

那么预防食复最好的办法是什么？张仲景在《伤寒论》中提出来了，就是书中最后一条，四个字——**损谷则愈**。这四个字是非常有用的调治法则，就是说，只要减少饮食，减轻胃肠的负担，那身体就康复得快。

这是中国几千年传下来的养生治病常识，可很多父母由于关爱过度，怕孩子饿着冻着，即使孩子在感冒期间也给孩子吃饱吃好，反而对疾病恢复不利。

所以这些父母来任之堂最常问的就是，医生啊，孩子要给他们吃什么最好？老师总会说，清淡饮食最好，**忍得一分饥，胜服调脾之剂，耐得一分寒，不需发表之方**。现在普遍孩子喂养都是温饱过度，所以保持三分饥与寒，适当饿饿，适当冻冻，反而坚强，饿饿肠积得化，冻冻卫表固密，这就是以前农村的孩子容易带的道理所在。

小儿感冒苦，急坏了父母，
鸡汤与排骨，希望有帮助，
体虚不受补，反致身壅堵，
不如米粥养，康复靠水谷。

55 | 小儿厌食，
山楂消食

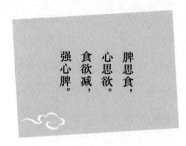

脾思食，
心思欲。
食欲减，
强心脾。

🍶 桂枝汤强心阳

余大夫，这是我小孩，老不爱吃饭，一直都是这个小个子，班上的同学都比她高一个头。

老师问，小孩不爱吃饭好治，你有没有给她吃什么药？

孩子母亲说，医生说吃些山楂丸就行，可吃了都不管用。

老师看了小女孩说，不是不管用，是没用好，小妹妹，我问你，你家里有没有苹果、香蕉、牛奶？

小女孩点头说有。

老师又问，那干脆面、辣条子有没有？

小女孩点头说有。

老师再问，那你早上吃什么呢？

小女孩如实说，喝了一杯冰冻可乐。

老师说，以后可不要这样喝了，你连续喝一周，就没火气了，以后会经常肚子痛，不单长不大，走路都走不动。

孩子母亲说，不给孩子吃水果、饼干，孩子根本不爱吃饭。

老师笑着说，就是你给了她吃水果、饼干，她才不爱吃饭的。这些东西你都不要再给她吃了。

于是老师就给小女孩开桂枝汤加开胃三药，这桂枝汤强心阳，对于孩子长期喝凉饮、吃水果，心阳不足来说可是最直接的治本之法。

🎵 冰冻断人种

老师说，心思欲，心阳长期被凉饮所伤，根本就不会有食欲。小孩就容易得厌食症，长不大；中年人就容易得阳痿；年轻的妇人就不容易怀上孩子。所谓**冰冻断人种**，让一株植物长期处在冰天雪地中，你叫它怎么生根发芽呢?

开胃三药就是木香、山楂、鸡矢藤，健脾消积。如果说桂枝汤是升阳扶正给动力，那么开胃三药就是消积祛邪降浊气。所以两组药物一升一降，扶正祛邪并用，老师用这个合方治好很多小儿厌食症。有时还会配上四君子汤，这是针对那些脾脏也比较虚的小孩而选用的。

可见小儿厌食并不是单纯简单地用山楂丸消消积就能治好的。如果是厌食轻症，属于一时的肠胃积滞，山楂丸就有效果。

可厌食日久导致阳气虚弱，有正虚的因素存在时，就要考虑用桂枝汤或四君子汤培补正气，让身体阳气振奋，这样就能达到《黄帝内经》上所说的"**阳长阴消**"的效果。阳气扶起来，心脏动力一足，脾阳振作，那胃肠中的积滞就容易消减。

所以顽固的食积不化，必须要考虑扶正祛邪两把抓，当然最重要的还是要在源头上治，即**病从口入**，只有少吃或不吃那些寒凉伤脾的瓜果冷饮，才是持久保健养生之道。

> 脾思食，心思欲。
>
> 食欲减，强心脾。
>
> 桂枝汤，增动力。
>
> 开胃药，可消积。
>
> 合并医，奏效奇。
>
> 不乱吃，病魔去。

56 │ 小儿咳嗽，
       止咳化痰

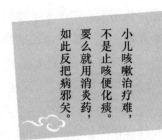

小儿咳嗽治疗难，
不是止咳便化痰。
要么就用消炎药，
如此反把病邪矣。

咳嗽是身体的自救反应

十堰当地有一对母女，以前只知道有西医，不知道有中医，女儿一感冒发烧就送到医院打吊瓶，刚开始打一次两次就好，后来打一周也不好，抵抗力明显下降。

有一次女儿感冒发烧，打了一周的吊瓶，发烧算是退了，却一直咳嗽吐痰没胃口，始终好不了。她母亲听说附近有个任之堂，便带女儿过来，抱着试一试的心态来看中医。

孩子的母亲说，我的小孩子感冒发烧后就一直咳，到现在十来天了都好不了，大夫你就给孩子开些止咳化痰的药吧。

老师说，不要见咳止咳，孩子咳嗽是身体的自救反应，如果止咳化痰消炎药可以治好的话，你也不用拖到现在。

孩子的母亲便问，那要吃什么药能好呢？

老师说，比如你在厨房里面炒菜，被油烟呛了一下，不断地咳嗽，这时你会怎么办，是立即吃止咳药还是上医院打消炎针？或者都不用，只需要多咳几下就好了。

孩子的母亲听后点头说，是不用吃药打针。

老师又说，小孩子咳嗽是在排病气，老咳不好是因为身体正气不足，咳不干净，我们医生要顺其性，帮她扶一下正气，再用一些顺气的药帮助她宣降肺气，咳出来就好了。

于是老师开了桂枝汤加上胸三药——枳壳、桔梗、木香。

孩子的母亲半信半疑，抓了药回去了。没想到两剂药喝完后，不仅小孩子的咳嗽好了，而且胃口也大开，孩子的母亲便开始对中医另眼相看，逢人便说中医好，还介绍其他家长过来。

虽然说感冒后咳嗽是个小问题，可病久无小事，这小问题拖久了，也让家中的父母担忧。中医中药能够几剂药根除病邪，为家人解忧，这就是中医在民间能够深得老百姓重视的缘故。

🎗 从整体治咳嗽

老师说，不是中医不行，很多人认为中医慢，认为中医没西医好，那是因为没有用好中医，中医用好后，往往效如桴鼓。

学生们问，治咳嗽老师没有用特别的化痰止咳药是何道理？

老师说，小孩子咳嗽吐痰，我们既不要盯着痰看，也不要去想它是个炎症，那痰不过是胸中气机不顺的产物。《伤寒论》上说，**大气一转，病邪就会散开，所以我们治一般的咳嗽，不盯着痰，而盯着大气，只要胸阳能够展布，胸中大气能够正常出入，非独咳痰病，胸闷、肋痛、乳腺增生，这些胸中的疑难杂病也能得到根除。**

所以老师用桂枝汤来振奋心阳，用胸三药理顺胸中气机，这方药中并没有特别的止咳化痰药。患者服完药后，咳痰却能很快好转，而且胃口也大开，再次可以看出中医治病是整体观，不是见咳止咳。

> 小儿咳嗽治疗难，不是止咳便化痰。
> 要么就用消炎药，如此反把病邪关。
> 中医需要整体观，大气一转邪气散。
> 小儿身安母颜欢，始信中药并不慢。

57 | 小儿体弱，营养不良

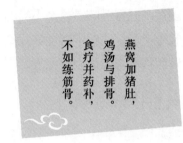

燕窝加猪肚，
鸡汤与排骨。
食疗并药补，
不如练筋骨。

🍵 药房里的兰花

现在的很多父母为了小孩子的身体，不知操了多少心。听说什么有营养，什么有助于长身体，想尽办法也要买回来给孩子吃。但这样做并未见得就能使孩子们茁壮成长，反而导致许多疾病。

有个母亲，她带七岁的小男孩来任之堂看病。原来前两天她给孩子炖了羊肉汤吃，小孩子吃完后，就感冒发烧，然后咳嗽，赶紧过来找老师调。

老师只给他开了通宣理肺、升降中焦气机的药，几剂药就吃好了。孩子的母亲便很信任中医，又把孩子带来，希望老师帮忙用中药给孩子调理一下身体。

她说她的孩子在学校里面，比同班同学都要瘦小，而且常因为生病而请假，学习又跟不上，是不是营养不良啊，有没有好一点的补药？

老师说，你这个思想就错了，孩子就是让你补坏了，小孩子又不比老年人，他本身有朝气，你一补，他气机郁滞，可能就发热不舒服。

她焦急地问，那该怎么办好？

老师说，现在孩子营养都很充足，为什么长得弱不禁风呢？你看以前的小孩子，特别是农村的，他们吃得粗糙，反而长得如牛似虎，你要多想是为什么。

好像我们药房里面种的兰花草一样，你给它施的肥太多，它反而长不好，反而可能死掉。我们经常上山都可以采到很好的兰花草，在山里，兰花草长得漂漂亮亮，油绿油绿的。也没有人去施肥，浇水，自得天机自长成。而一旦把它移植到药房来时，精心地浇灌、培养，都没有空谷幽兰的那种风姿。

现在城市里的小孩子们，就像温室里的花朵，弱不禁风。他需要的不是补多少营养，他更需要大自然的阳光雨露。就好比人体的钙质，不是单靠吃能补足的，而是要靠多晒太阳，多劳动，多锻炼去补足。

所以你与其给他买好吃的补品，还不如多带他去爬山锻炼，去接受风吹雨打，阳光露水。

🍐 耕田种地悟养生

孩子的母亲又问，不给他补了，那平时饮食要注意多吃什么？

老师说，粗茶淡饭就最养人，为什么你孩子身体瘦小，长不高，如果靠吃补品能长高的话，他早就长高了。他更需要的是运动，把筋骨拉开，肌肉松开，脾胃打开，营养才能吸收。

我们就想到老师带大家去百草园跟唐老师一起种蚤休。唐老师用的是农家肥，并教大家如何把肥料拌进土壤里面去。唐老师认为，施肥料不能图简单省事，把它撒在土壤表面就行了，否则一场雨就可以把这些肥料冲走。肥料必须要灌进土壤深处，并跟土壤混匀。

所以我们施肥首先就是要松土，而且土壤挖得越深越松越好。土壤挖通后，肥料再充分撒进拌匀，然后再点上蚤休种子，最后把土盖上去。这样肥料一点都不浪费，种出的蚤休又肥又大。

对于人体而言，脾主肌肉，土生万物，你脾土好，身体才长得强壮，如果你土壤都板结了，庄稼药草根都扎不进去，怎么能长好。所以有经验的老农，他在种植之前，首先要给大地松土，只有松土后才可以施肥，不松土直接去施肥等于白搭。不让小孩子去运动锻炼，不把脾胃打开，把肌肉筋骨松通拉开，直接给他吃营养补品，想要孩子强壮也是白搭。

好比懂养生的人一样，他要强壮身体，必先要通过运动晒太阳，把筋骨肌肉打开来，然后即便是吃进粗茶淡饭，这些营养也能够深入补进肌肉骨髓中去。所以人越干活越有力气，越闲着只知道吃就越没劲，就是这个道理。

当我们明白这个道理后，干起活来特起劲。因为耕田种地，帮土地施肥，也是在帮我们强壮自己。

农谚说，**深耕胜施肥**。老师带大家去开荒，也是反复叮嘱，你们把土地挖深几寸，比施肥还强。因为这样植物的根更容易伸到深层去吸收营养水分。如果不把土挖深的话，你施再多肥料，它根都扎不进去。

在人体而言，就是**运动胜食补，拉伸筋骨胜药补。多锻炼胜燕窝猪肚，多接受阳光雨露，胜鸡汤排骨。**

> 燕窝加猪肚，鸡汤与排骨。
>
> 食疗并药补，不如练筋骨。
>
> 若不深挖土，施肥无用处。
>
> 若不拉筋骨，营养留不住。
>
> 不怕肌肉苦，不怕风与露。
>
> 不做温室花，要成参天木。
>
> 不妨看老农，如何把地锄。
>
> 深耕胜施肥，才是真沃土。
>
> 一把旧锄头，种下庄稼物。
>
> 不劳多费神，秋收千钟粟。

58 | 白带异常，需要消炎

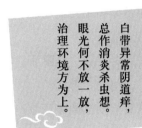

白带异常阴道痒，
总作消炎杀虫想。
眼光何不放一放，
治理环境方为上。

要改变潮湿的环境

有个妇人，阴道顽固湿痒，白带异常，治了多年，反反复复，各类消炎药口服，杀虫药外洗，还有抗生素静脉点滴，能用上的办法都用上了，可以管住几天，可不久湿痒又发，白带量多，炎症再现。

疾病的困扰令她焦头烂额，她来任之堂便说，我连最好的消炎药都用上了，怎么还不好？

老师说，既然消炎药不能根治，说明不全是表面炎症的问题，我们可以试试从里面脏腑来调。老师把完脉后说，肝郁脾虚，带脉失约，湿气下注，生虫生炎，治虫治炎是治其标，治肝治脾治带脉可以治其本。于是老师便开完带汤加**阴痒三药（丹参，菖蒲，蜈蚣）**。

她抱着试一试的心态，带三剂药回去，吃完后很高兴的过来说，不单痒痛大减，心情都好多了。于是再服三剂药，阴痒就不明显了。

患者不解地问，是什么消炎药这么有效，以后还会不会复发？

老师说，好了就好了嘛，你还思虑过度，你这病就是这样得来的。凡事要往好的方面看，不要老想着阴影。

为何这下焦阴痒会反复发作？老师常有两大形象的比喻，一个就是垃圾堆与苍蝇霉菌，灭了苍蝇霉菌，没有清掉垃圾堆，它还会长苍蝇霉菌；另一个是潮湿腐木上的木耳，用剪刀把木耳剪掉后，潮湿的环境不改，没多久它又会长出来，这样木头就日渐腐朽，人的体质就越来越差。

所以不能只盯着苍蝇霉菌和木耳来治，要治就要治整个环境，把木头搬到阳光下，它就不再长木耳了，把垃圾堆清走，何来苍蝇霉菌？

所以在交代医嘱的时候，老师从"卫心""卫生""卫口"来抓，说这类下焦阴道湿痒的患者，必须注意三方面。

一是患者要有阳光的心态，阳光可以消阴翳，凡事都要往好的方面想，不要思虑过度。

二是衣服务必要洗净晒干，特别是住的环境要向阳，不要把自己置身于阴湿的环境中，可防止外湿。

三是饮食上要远离寒凉湿冷之物，如香蕉、苹果等水果，还有各类凉茶冷饮，可防止内湿。

🏺 从源头上治理

老师在用药上也没有特别用杀虫消炎的药，大部分药都以调理周身湿气环境为主。

下焦为何有虫痒？因为阴湿的环境有利于各类虫菌生存。

下焦为何有阴湿？是中上焦流下去的。肝不条达，脾不运化，思虑伤了脾，谋虑伤了肝，肝郁脾虚所以湿浊下流。

所以下游水土流失，我们要到中上游去，一方面培土，巩固堤防，另一方面植树造林。培土就要用健脾的药，因为土能克水，脾能治湿，像完带汤中最主要的药白术、苍术、人参、甘草、山药、陈皮。

植树造林就是用疏肝升阳的风药，如完带汤中的柴胡、荆芥加点白芍，风能够令水干，风能够胜湿，所以风药能够直接把下焦的湿气，疏泄开来。

而完带汤还妙在一味车前子，它能够令浊水下行不停留。

完带汤体现的是《黄帝内经》中**升清降浊**的思想，培土种木，健脾升肝，总的用药以升清为主。挖沟渠除湿利小便，则以降浊为辅。这样清气得升，湿浊下排，周身很快就干爽起来，那些霉菌虫类没有合适的寄生环境，也就不复存在了。通过这升清降浊法，令周身气机对流，调的是脏腑，也能够达到不治虫消炎，却能止痒的效果。

就像兵法说的，不战而屈人之兵，才是最善于打仗的。没有刻意用苦寒的毒药去杀灭霉菌，最终却让霉菌无处生存，这就是中医从整体治疗之妙。

白带异常阴道痒，总作消炎杀虫想。

眼光何不放一放，治理环境方为上。

苍蝇蚊虫细菌多，皆由阴湿惹的祸。

培土植木阳光照，从此眉头不再皱。

59 | 女人痛经，
正常现象

捂着肚子弓着腰，
脸色㿠白不堪瞧。
上了医院针水吊，
痛经为何总难好？

🍶 足寒伤心，民怨伤君

有个女病号，爱漂亮，秋天还穿着短裙，说腰酸胀痛，老师问她痛经吗？

她说，女人痛经不是很正常吗？我是来治腰的，你给我看看这腰怎么治。

老师说，腰跟腹部前后相连，关系大得很，你以后不能再穿短裙了，你这腰痛跟痛经都是同一个原因引起的，都是受凉导致的，要注意保暖，冬天你手脚是不是也常冰凉？

她点头说，我很注意保暖的，腰跟肚子从来都没受过凉，这脚上跟肚子应该没什么关系吧？老师笑着说，怎么会没关系呢？**足寒伤心，民怨伤君**。你脚上有足三阴经足三阳经，这六条经脉直通人体内部的五脏六腑，脚上受寒等于五脏受寒。怎么能说没关系呢？

老师只给她开了三剂少腹逐瘀汤，不仅腰痛治好了，痛经也少犯了。

想起以前家里很多孩子在夏天特容易伤风感冒，他们晚上吹了一夜的风扇，第二天早上就病了，重一点的还头痛发烧。但广东太热没办法，离不开风扇，于是家长就把风扇转个头，只对着小孩脚部吹，想不到一样感冒。

可见这脚上受风就等于脏腑受风，所以风扇不能直接对人吹，如果真的发热，可以对着墙吹，起到空气流通的效果最好。这也是养生之中常说的"**坐卧不当风，走路要挺胸**"的道理。

足见局部跟整体是密切相关的，皮肤受点风，开阖不好，内脏都会失和。《黄帝内经》上说，**善治者治皮毛**，这句话不单告诉医生要注重尽早介入治疗，治疾病的萌芽状态，叫有病早治，同时也要无病先防，怎么防呢？就是防止受风受寒，防止皮毛肌表为风雨寒暑所伤，要注意保暖。

那女人痛经究竟是不是正常现象呢？难不成例假都要受苦？不是的，只要身体阳气充足，经脉通畅，痛经就会好。这痛经也是身体不调的信号。

🔥 痛经避寒凉，姜枣参汤好

有个高中女孩捂着肚子，脸色发白，来到任之堂。她每个月来月经都痛到在床上翻来覆去无法忍受，不能上学，上医院打吊瓶，不缓解还加重，不敢再去了，迫不得已来找中医。

老师第一句话不是问她痛经多久了，而是问她，爱吃水果吗？是不是经常吃雪糕？

结果不出所料，为了所谓的养颜美容，她天天都不离水果。嘴又馋，隔三差五还吃雪糕，难怪两只手都是冰凉的。

老师叫她回去立马熬上浓浓的生姜红糖水加上大枣，再切几片红参嚼一嚼，吃完后就不痛了。以后她也知道这样防治痛经。

《黄帝内经》上说，诸痛痒疮，皆属于心。心阳不足，六脉迟缓，寒主收引，不通则痛。所谓的疼痛，刚开始基本都是起于受凉加经脉不通。

我们看疼字，就是病字头加一个冬，冬代表着冰凉寒冷，冰凉寒冷伤了心脉，心阳不够，不荣则疼。痛就是病字头加一个甬道，甬道代表人体的所有管道，包括血脉跟经络。受寒后，寒主收引，血脉一收紧，不通则痛，也就是甬道闭住了，气血过不去。

红参能强心，补心之阳气。姜枣茶热饮可以直接温通血脉，调畅气机，这两味药结合又叫做通神汤，既有生姜温通，逐寒邪外出，善走；又有大枣补脾胃，助十二经养阴血，善守。一走一守，一升一降，一外一内，堪称补气血散寒邪的最佳拍档。

后来老师又跟她说，你这指甲上的小太阳快没了，升发之气，为寒冰所冻，以后要远离水果雪糕，不然到时子宫长东西，连娃子都养不了，就后悔莫及了。从此她才不敢再碰雪糕。

捂着肚子弓着腰，脸色苍白不堪瞧。

167

上了医院针水吊，痛经为何总难好？

搞点红糖熬姜枣，切片红参嚼一嚼。

沉寒散去手足暖，从此不敢碰雪糕。

60 | 乳腺增生，没啥问题

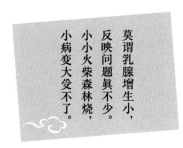

四小不可轻

医院里的西医大夫都跟我说乳腺增生没啥问题，还有胆囊息肉这也是小病。

有个患者来任之堂时，如是说。

治病如打战，**兵贵神速，机圆法活，有勇有谋，有攻有守**。在战略上要轻视敌人，在战术上要重视对手。如果医生跟患者都有这种勇气，看这些疾病是小问题，压根不怕它，这就是一种大豪气。可如果把这种勇气放大，作为不治疗，不吃药，不重视的借口，这就像是在养虎为患。

老师说，我们中医既不轻视疾病，也不怕疾病。《黄帝内经》说，**阳化气，阴成形**，乳腺增生、胆囊息肉它们既然长成形了，说明已经经历过量变到质变的过程。从无形到有形，这个起病过程绝非三两日，冰冻三尺，非一日之寒，一旦成形到发生突变就更容易了。

所以切除乳房的患者，很多都是从肝郁气滞，乳腺增生起病的，切掉胆囊的患者很多刚开始也多为胆胃不降，胆囊壁毛糙。看起来乳腺增生、胆囊息肉、胆囊壁毛糙，都不是什么大病，但进一步发展却有成大病的可能，这样怎么能轻视它呢，怎么能随便说没事呢？

在佛家典籍上有四小不可轻的说法，就是说**四种小东西不可轻视，第一种是星星之火不可轻，第二种是小龙不可轻，第三种是小王子不可轻，第四种是小沙弥不可轻**。

为何呢？因为它们最终都将成长变大。

老师也常跟我们说，不可以轻视小病，点燃一片森林就只需要一根火柴，滴穿一块巨石的不过是小水珠而已。

🍶 乳三药牡蛎、橘叶、丝瓜络

既然不可以轻视，那又该如何治疗呢？为何现在乳腺增生的发病如此多？

老师说，现在比过去物质生活水平上去了，精神情志方面的问题也更多，心有千千结，抑郁的人随处可见，所以我们治乳腺增生用药不离两大法，一是**郁者达之，二是结者散之**。常用逍遥散合乳三药（**牡蛎，橘叶，丝瓜络**）。

其实乳三药中单用一味药都能防治乳腺增生，那就是疏肝理气、化痰散结的橘叶，这一味橘叶包含了两大法。

所以老师常叫患者自己去山上买些橘叶阴干来泡茶，可以预防跟治疗乳腺增生。橘叶这味药善走阳明跟厥阴二经，而乳头归厥阴肝经管，乳房归阳明胃经管。所以只要患者关脉郁，肝不条达，胃气不展，橘叶这味药都可以放心地用。而且自己可轻松采到，还不用很多钱。有患者反馈说，喝了橘叶泡茶后，以前经常爱烦躁生闷气的，现在都好多了。

当我们问起老师乳腺增生的真正病根子时，老师说，在中医学中，把人体分为形气神三块，形是看得见的，像我们的形体，还有乳腺增生这些结块，这些看得见的东西起源于气。

《道德经》上说，万物生于有，有生于无。无形的气机郁结在肝胃，使肝不升，胃不降，这样郁结日久，无形之气就会形成有形的结块，堵在那里。

如果说有形的乳腺增生起源于无形的肝郁气滞，那么无形的肝郁气滞又起源于哪里呢？

老师说，无形的气能生有形结块，而统领这些气的就是神，**神能御气，气能帅形**。人每天都会产生很多妄想，这些妄想很耗神，如果把这些妄想转为实物的话，那么身体每天产生的垃圾用几火车皮都拉不完，你说这要消耗人体多少精气神。

🍶 计较是贫穷的开始

很多患者都不以为然，他们认为这些杂念妄想怎么会跟肿瘤癌症扯上关系呢？这些像是风马牛不相及的东西。

老师说，**听说过蝴蝶效应没有？南美亚马逊河的一只蝴蝶扇动几下翅膀，就可能会在两周后引起美国德克萨斯州的一场龙卷风。**从人体的角度来说，蝴蝶效应表现为一个长期微小的习惯可能会是很多疾病的根源。

其实中国千年以前，孙思邈在《千金要方》上就说，**最上乘的养生就是养口跟养心，**他把这称为"善言勿离口，妄想勿经心"。

一个人常会说很多无关紧要的话，叫做言多伤中气。一个人每天要生很多杂念妄念，这叫乱想耗神。神气消耗伤损了，很多人就通过物质来补充，就像给有洞的桶里补充水一样，永远都充不满。

故《菜根谭》说，人生福境祸区，皆由念想造成，人体念头越少，想法越单纯，活得越通透，每天就像空身上路很轻快。人体念想越多，越杂乱，就会活得很疲惫，就像背着石头在走路，沉重不堪。

所以说人体不怕垃圾病气清不出去，就怕清出去后又制造更多的垃圾病气。有一本畅销书叫作《计较是贫穷的开始》，因为计较会让人心中产生很多负面的东西。有人研究百岁老人长寿之道，发现他们各自的养生法门都有很多不同，但唯独有一点是共同的，就是他们心胸都比较开阔，不爱计较，所以我们可以换种说法说，**计较开了贫病之门，不计较是开了寿康之户。**

> 莫谓乳腺增生小，反映问题真不少。
> 小小火柴森林烧，小病变大受不了。
> 身上垃圾容易清，一味橘叶把气调。
> 心中杂念杜绝难，最要逢事不计较。

61 | 痛风难好，
尿酸过高

🍶 痛风脚肿，扶正拍打

浙江有个痛风的患者来任之堂，她再过一年就退休了，顽固的痛风折腾她好几年，这十几年的痛风，让她基本上不能上班，都是在治病求医中度过的。

她在全国很多大医院都治过，上海、北京最善治痛风的医院也去过，到现在为止，她说自己为了治痛风，花的钱就有七八十万。

我们问她，之前你治了这么久，他们都用什么思路？

她说，不是祛风除湿，就是止疼痛，看到有肿的就消肿，尿酸高降尿酸。我拄拐杖都这么多年了，严重的时候，浑身都肿，躺在床上都动不了。

这也是我们在任之堂见的一例最顽固的痛风，她刚来时，是两个人左右扶着，连自己拄拐杖都成问题，站在那里都蹲不下，要慢慢扶着椅子，垂直往下坐，身体硬邦邦地像枯干的树枝一样。

她说，我是久病知医，久病学医，多年治病，实在没办法，也看了很多书，买了余老师的《医间道》来，我足足看了好几遍。不是因为《医间道》，我都来不了任之堂，当时我浑身肿痛，不能行走，按常规的治尿酸、消肿的思路，都已经麻木了。我自己读完《医间道》后，就按照余老师书上的思路，扶正气来医，因为医院里面治痛风的套路，我全都经历过，攻邪气，排尿酸，没有哪个不是用到最厉害的药，但却越治越重。

我们问她，那你没来任之堂之前，是你自己给自己开方药吃吗？

她说，不是，我就按《医间道》上的思路，给自己买中成药吃。我也不会开方，不敢随便用方，于是我就买了桂附地黄丸跟逍遥丸一起吃，吃到有些上火时，就把桂附地黄丸放一放，而且每天晚上还熬制首乌水来喝，这样我身体肿痛才算缓解了一下，能够拄着拐杖来任之堂看病。本来我是去年就想来的，因为关节积水实在厉害，根本不能过来。通过服用那些药后，我可以让人扶着来了。

而老师在给她开药时，居然也是以扶正气调五脏为主，升肝降胃，暖肾阳，选用桂附地黄汤，加强版逍遥散，散下焦水寒，疏中焦木郁，把土滞处于板结状态的脉象疏通开，并且加上外治法，拍打。调了几次过后，她像是看到了奇迹一样，因为她可以不用人扶，自己走起来了。

刚来时两条腿冰凉冰凉，不要说是跺脚，连弯都弯不下，两个人扶着，才能慢慢坐在诊台前，现在一摸她的腿，热乎乎的，跺起脚来，也有劲了。

她说，我也想不到拍打效果这么好。拍完后，我觉得两条脚火辣辣的，好像有两股气血，冲到脚下去，不痛了，也不肿了。如果我十多年前知道来这里的话，就不用吃那么多苦了。

🪔 尿酸高背后的真正原因——五脏失调

我们跟她说，十多年前，老师的任之堂还在构想之中呢。

她笑笑说，等我退休了，要健健康康来任之堂，我要跟余老师学医救人，我这身体能够好起来，就因为任之堂。

老师说，这个痛风的病，折腾久了，虽然看起来一派实证，痰湿瘀血阻滞，但久病必虚，实证日久，正邪交争不断，身体的元气必虚，推动不了周身的浊毒往外排，你即使帮她排，但还没排干净，又生出来。

我们用药去排尿酸，泻湿浊，这些都是治标，不如跳出这个圈子，要看到什么东西才是背后的真正主因，那就是元气。元气不够，就没这个动力，元气它是根于肾的，元气长期消耗太过，肾的排浊功能就大减，就像五脏六腑你都没让它们吃饱过，它们怎么能够正常工作呢？

所以我们治痛风用常规的思路没治好时，一定要回到根本，要以五脏为中心。一味祛邪，反复地排尿酸、消肿，就好像国贫民弱的情况下，还反复地撩起战火跟别人打仗，这样元气只会越折腾越弱。**所以我们必须要换个思路，把扶正作为主旋律，贯穿到底，才慢慢好转。**

现在痛风的患者都知道说，我的痛风是尿酸太高了，他们从没有去想，这尿酸是为啥高呢？这尿酸高的背后代表什么意义？尿酸高与痛风都只是一个症状，并不是病因，病因还埋伏在更深层次里头，它们只是五脏六腑失调的反映。我们中医还是离不开脏腑辨证，看到的是现象背后的本质。

痛风老不好，尿酸太过高。

消肿排尿酸，卧床动不了。

身体没正气，祛邪招虽好。

反复医院跑，终把身累倒。

跳出常规外，眼界必须高。

不为浮云遮，不为尿酸扰。

针对脏腑调，正气起来了。

邪浊慢慢消，这才是王道。

62 | 消渴治疗，滋阴降火

> 消渴不是水缺乏，而是脏腑不运化。滋阴降火治疗差，温阳气化效果佳。

🔥 冬天土干裂，阳虚口干渴

什么叫消渴？这是中医的术语，一是胃消谷善饥容易饿，吃饭多，二是口中干渴，饮水多，三是小便多，还有一点就是人容易消瘦。

现在很多人将消渴等同于糖尿病，这是不完全正确的，很多消渴患者血糖并不高，还有不少糖尿病的人也没有典型的消渴症状。

于是老师便说，患者如果消渴明显，无论是不是糖尿病都按消渴治疗，如果消渴不明显，即便是糖尿病也不按消渴治疗。

那么消渴怎么治呢？很多患者包括医生都容易想到滋阴降火，这也是一个误区。我们刚开始也疑惑，滋阴降火就像人渴了要喝水，田地干了要浇灌一样，用这办法来治疗消渴怎么会是误区呢？

老师说，实际临床上脾肾阳虚的消渴患者占了一半以上，如果这类患者按滋阴降火来治，越治就会越严重，然而现在很多人都把滋阴降火作为治疗消渴的主导思想而贯穿始终，这是一个值得深思的问题。

人不是阴虚才会干渴，怎么阳虚也会干渴？老师说，秋冬天阳气少，大地就会干裂，树木干枯，而春夏天阳气足，大地很湿润，草木也长得柔软。

我发现临床上很多消渴患者冬天手脚容易怕冷，而且晚上夜尿多，舌质也淡胖，这些都是典型的脾肾阳虚。

说白了就是身体处于秋冬状态，下焦阳气不能气化水湿，结果上焦就表现出一派干渴的症状，还有晚上夜尿多，是因为晚上寒气重，气化功能更加不足，才会饮一溲一。

🎵 苍术羌活茶，泡水止消渴

所以在治疗上，我们不能去滋润它，而要去恢复脏腑气化功能。好比冬天你给干枯的树浇多少水，它都一样干枯不冒芽，而一到春天，春风一吹，你不用浇水，它也自得天机自长成，**不信但看寒江柳，一经春风枝枝新**。我们要让脏腑由冬寒转为春暖状态，恢复气化功能，这才是消渴的治本之路。

有个口渴、饮水不止的患者，还有咽炎，这患者平时老爱带着水壶，水壶还挺大的。我们第一印象是不是该给他开滋阴降火的玄麦甘桔之类的药，想不到老师说，脉象濡缓，脾虚湿盛，不能运化，大便不成形。

于是用苍术除湿，升清阳恢复夏天状态，加羌活这味风药把湿气往上提拔，恢复春天状态。两味药泡茶，结果用这温燥的风药，不仅使得他大便成形了，而且口干渴症状大减，也不用老带水壶了。

这是由于这两味药让他身体水湿能由脾运化到肺，由肺布散到皮毛，滋润上焦，水湿能够转一个圈，循环起来反而变为有利于身体的东西。

我们刚开始还担心这燥药会不会伤津，而老师却不是只看到津液这个层次，而是看到深层次的脏腑气化，是谁在背后主管着津液呢？谁又能够令周身水津四布，五经并行，调实补虚，寒热对流，南水北调，西气东输呢？唯有脾肾阳气的气化功能跟三焦膀胱的代谢而已。

🎵 三消关键在中焦脾胃

我们再想起《黄帝内经》中所提到的关于水津运化的正常途径，**饮入于胃，游溢精气，上输于脾，脾气散精，上归于肺，通调水道，下输膀胱，水精四布，五经并行，合于四时五脏阴阳，揆度以为常也**。

原来水精要靠脾气来散精才能上归于肺，这样肺就不干渴了，下焦尿也少了，大便也成形了，这三消的关键还在于中焦脾胃的运化，所以古人张隐庵说过 **"燥脾之药治之，水液上升即不渴矣"**。这句话太妙了，一个燥脾的药不但能解除下焦湿重，还能消除上焦干渴，这就是以自身之湿，来疗自身之燥渴，使燥湿上下循环，则消渴尿频便稀自愈。

老师说，这种治疗疾病的思路，不被疾病表面的干渴症状所迷惑，而是能够抓住脏腑升降的本质。

又有个消渴的患者，口干，夜尿特多，上医院检查，血糖也有八点多，好在是早期发现，老师就叫他吃金匮肾气丸，然后又吃温脾肾的药，吃了七剂，消渴尿频都好了，再上医院检查发现血糖也正常了。可见中医早期介入治疗、有病早治是多么重要，患者还担心会不会一辈子都断不了药。

　　老师说，糖尿病早期治疗中医疗效还不错，特别对于患者夜尿多，又怕冷，舌质淡胖，属脾肾阳虚的情况，用金匮肾气丸的温补脾肾思路效果不错，如果见消渴就止渴，只想到滋阴降火，反而会加重病情。

　　　消渴不是水缺乏，而是脏腑不运化。
　　　滋阴降火治疗差，温阳气化效果佳。
　　　水津四布变成云，秋冬立马转春夏。
　　　口中唾液自润滑，上下对流效堪夸。

63 | 一种疾病，一种药物

🦕 中医是整体观

大夫，你就开这几种药，我身上的病多着呢。

老师笑着说，那你说说看你身上有多少种疾病？

患者说，我眼干目涩，不点眼药水还不行，失眠有好多年了，每天晚上能睡上个两三个小时就很不错了，离不开安眠药，这人老了，腰腿不好，上楼梯不扶着扶手不行，膝关节就像天气预报，还没变天，它就先痛，在医院里面检查是膝关节退行性病变，现在经常都吃钙片……

老师边把脉边说，我再给你补充一些，你平时手脚还怕凉，容易烦躁生闷气，看看你的手指甲也是淡白色的，还贫血，而且吃不了凉的东西，一吃凉的就不舒服，胃也容易胀气，还容易反酸打嗝，食物不容易下去，整个咽喉食道都有炎症。

患者连连点头说，对对对，医生，就是这样。我身上这么多毛病，看一位医生就给我吃一种药，我现在家里都摆满了药，吃药都吃到我不想吃饭了，你就开这么几味药能行吗？

老师笑笑说，试试看吧，**你们老认为一种疾病对应一种药物，这是局限狭隘的认识，中医是整体观**，我给你开养筋汤加上胸三药（枳壳，桔梗，木香），是调你的肝脾。你的脉象左关郁如豆，整体脉象弦硬且细，所有的病症都离不开肝。肝脉弦硬而细，可以表现为多种病症。

🍇 治病就是治其首脑

第一，肝开窍于目，老年人眼睛干涩、眼花，根源就在肝，有这些症状的，没有哪个肝血足的。

第二，肝藏魂，肝藏血，失眠，躁扰不安，是血不归肝，神魂藏不住。

第三，肝主筋，膝为筋之府，膝关节退行性病变不是筋骨的问题，而是脏腑的问题，就像树枝干燥是树根不能充分吸水，向上濡养所致，膝关节跟筋屈伸不利，僵硬，它的根就在肝，是肝血少不能濡养所致。

第四，指甲偏白，嘴唇淡，贫血加上脉弦细，中医认为，肝其华在爪，这也是肝失所养，所以光华不能向外透发。

第五，肝主怒，肝经布胸胁，肝脉郁的人容易发脾气，胁肋胀……

肝脉弦硬细郁就可以演变出五大病症，但我们不应盯着五大病症治，而要盯着一个肝来调，这叫**满架葡萄一根藤，又叫千叶一枝干**。对于我们中医治疗有很好的指导意义，那就是，**擒贼先擒王，射人先射马。病症像贼兵，治病就是治其首脑，要抓住主干，不计其余。**

所以左路脉上，老师着重用养筋汤（白芍、枣仁、巴戟天、麦冬、熟地），以养其真，右路脉上用枳壳、桔梗，木香，胸三药以顺其性。

🍇 中药跟西药不冲突

患者问，大夫，吃你这中药，我那安眠药、钙片还要不要吃？

老师说，先减减吧，吃着中药看看。后来患者复诊时，最明显的改善就是眼睛跟膝关节。眼睛不用点那么多眼药水了，膝关节上楼梯也没有以前那么僵硬不适了。安眠药减少了，睡觉反而好些，胃口也开了。

老师说，中药跟西药不冲突，你服中药时，西药就慢慢地减，然后少看电视，加强锻炼，把经络舒张开来，最后连中药也可以不吃了。

> 满架葡萄寻藤中，千枝万叶总不同，
> 病症蜂起多变化，抓住脏腑不放松。

63

一种疾病，一种药物

179

64 | 放大疾病，
    吓倒自己

🍶 不把疾病挂心头

每天在任之堂都会看到各类疾病，经常碰到一些年轻的患者，他们常因为一些小病而闷闷不乐，甚至过分恐惧担忧。我们见过长牛皮癣的年轻人，深感自卑，甚至不愿意去工作。还见过脸上长痤疮的年轻人，老爱待在家里上网，封闭自己，不与人交往。有些人甚至担心这些病会不会是大病的先兆……

有个年轻人从浙江赶来，他得了顽固性的湿疹，整个人都很抑郁，他把工作辞了，四处医病，又患上了顽固的失眠，整天惶恐不安，以为自己得了绝症，连医院都检查不出来。

老师诊完脉后说，年轻人，你这病不算什么，不要把它当回事，把心安定下来，找份工作，平时多到外面爬爬山，不要把自己封闭起来，这样身体肯定会好得快。

他疑惑地说，不是说未病先防，要重视疾病吗？老师笑着说，中医从来没有叫人重视疾病重视到惊恐不安的程度，你说的没错，是要重视疾病，是叫你重视你的身体，你的身体强壮起来，疾病就好治了。这样吧，年轻人，治病的事交给我，到外面爬山，锻炼身体就交给你。

年轻人听了老师的话，当天下午就去爬牛头山，从来没有如此起劲地爬过山。后来加上服药，不到一周，他就回去了，不久就把病治好了，从此他还喜欢上了爬山。

我们重视疾病，不是把疾病当成心结挂在心头，而是要重视保健养生，重视对身体的锻炼。

智者的教诲

有个智者，他拿出一张有个黑点的白纸，问他的学生看到了什么，学生们眼睛都注视在黑点上说，那是一个黑点。

智者感叹地说，这么大的白纸你们都没有看见，只盯着一个黑点，将来你们的人生会是不快乐的。这时学生们都安静地陷入沉思。

而智者又拿出另外一张黑纸，中间有一个白点，又问大家看见了什么？这下大家开窍了，齐声说道，一个白点。智者露出满意的微笑说，太好了，无限美好的未来在等着你们，即使你们身在艰难困苦中，你们心中依然有光明。

聪明的朋友们，疾病就是一个黑点，**有人在太阳底下都看见阴影，有人却在暗夜中看见星光**。老师常带患者们去爬山，跟患者们说，人的一生就好像在爬一座又一座的山，总会遇见一些小沟小坎，迈过去了也就过去了，不要站在沟边不敢迈过。如果因此而停滞不前，你的人生路也将停滞不前，**宁可一步进，不可一步停**。医生看病也就是扶你一把，帮你迈过这个坎，而真正迈过去的却是你自己。

松树的启发

在牛头山的一座顶峰上，我们和老师发现了一棵巨大的松树，这棵松树身上长满了瘤子，却仍然迎风挺立，坚强地活着。我们看了都很感动，平常一棵松树上，只要主干长一个瘤就容易枯死掉，而眼前这棵松树身上长的瘤子，我们屈指一数，居然有二十多个，**松犹如此，人何以堪**。

有个医生，自己得了重病，却仍然继续帮更多的患者解除疾苦，因而一直积极地活着，感动了很多患者，她说过，**假使明天是世界末日，我依然要在后院种莲花**。我们没有时间去担心疾病，我们的生命要用来做更多更有意义的事。

所以不要拿着放大镜来看疾病，将小问题无限放大，那只会吓唬自己，增加忧愁，紧锁眉头，最后寸步难行，我们要用望远镜去看人生旅途的美丽风景，看更远处的光明。

得宽怀时且宽怀，何用双眉锁紧紧。
与其放大看疾病，不如放眼见光明。

65 | 一有病痛，马上吃药

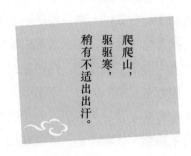

爬爬山，驱驱寒，稍有不适出出汗。

🎐 姜枣茶，感冒方

对很多人来说，生病了就得吃药。有个母亲带她小女儿来任之堂，小女孩一看到医生就哭了。老师笑笑说，这样的孩子都是在医院里面打针打怕了，乖乖哦，别哭别哭，我们不打针。

这母亲说她小女儿感冒咳嗽后，打了三天针都没好，反而加重了，想来看看中医有什么办法。

老师看小女孩的舌头是偏白的，手也有点凉，便跟她母亲说，小孩子生生病是正常的，不要惊慌失措，一有小病，要重视，但并不一定要吃药，你回去给她泡泡脚，再熬点姜枣茶给她喝，看看吧。

这母亲惊讶地问，这样就好了，不要吃药吗？打了三天针都没好啊。

老师说，回去你试试看吧，有的病靠药可以治，靠食疗也可以治，为什么非要吃药呢？

这母亲就按老师说的去做，才一天孩子咳嗽就减轻了，也不闹了，第二天小孩子就好了。

老师说，为何现在医院热闹得像超市一样，这不是一个好现象，是不是真的生病的人变多了呢？其实有一部分原因是现在很多人都变娇脆了，都有怕病心理。很多小的问题，只要懂得一些中医养生食疗的办法，随手拈来就能治病。真可谓：

泡泡脚，喝喝姜与枣，风寒感冒逃跑了。

才有小病就吃药，为何你不想想去食疗。

🎵 一种错误的习惯导致一种疾病

有个二十多岁的女孩子，痛经都痛怕了，严重的时候，躺在床上打滚，出冷汗，从喝生姜红糖水到止痛片，都只能管住一时，管不了长久，最后还要上医院里去打吊瓶，刚开始管用，后来就不管用。

她过来后说，医生，我吃了不少中药，你以前有没有治过像我这样严重的痛经呢？

老师笑笑说，你们都是在怕疾病，并没有真正怕导致疾病的原因。**患者关注的是病果，医生看到的是病因。**你来我这里看病，一不能吃水果，二不要穿裙子，三不要吹空调。你现在每一样都触犯了，哪有不痛经的道理。将来子宫还长东西，连娃子都难生，到时候你就后悔了。

她说，那我该怎么办？

老师说，你这是肚子受了凉，一个是远离一切寒凉的东西，你把水果戒了，下次不要再穿裙子，第二个晚上或平时也好，把两只手捂在肚子上，这肚脐下面，有关元跟气海，可以暖百脉。

等下我再叫他们教你揉肚子，让你子宫有热气，就不痛了。

最后老师才给她开少腹逐瘀汤，并交代她平时要多运动运动，即便没时间爬山，在家里扫扫地，抹抹桌子，出出汗，也是在调身体。

隔了两个月，她带了她的朋友一起来，跟我们说，医生，这个揉肚子的方法管用，痛的时候，捂在那里，也会减轻。

我们问她，上个月还痛吗？

她说，基本不痛了。

我们看她这次没有再穿裙子来任之堂了，说明她已经从观念上调转过来，以前生活习惯是指向疾病的，现在不吹空调，不穿裙子，不吃水果，扫扫屋，出出汗，这些习惯都已经指向健康了。

老师比喻说，就像车子一样，本来是要撞南墙的，你只要把方向盘拨一拨，在观念上来个一百八十度大转弯，以前得的病自然就容易好。就怕反复撞南墙，都不知道改方向。

现在大部分来任之堂的患者，都是在怕疾病，而来找中医吃药，很少有能够重视对疾病的真正原因治疗的。一种错误的生活习惯导致一种疾病，药物不能改变你的习惯。所以才有小病，应该想到去改变不良的生活习惯，运用一些养生的办法试着去调理。

真可谓：

> 捂捂肚，揉揉腹，暖暖子宫，痛经除。
>
> 短裙换长裤，对水果空调要说不。
>
> 没事勤扫屋，强于上药铺。

🍶 以志帅气，以静制动

有个强直性脊柱炎的患者，他第一次来找老师治疗时，老师还没有开药，就先叫他要注意锻炼。

对这个病的患者，有些医生还认为不可以锻炼，老师说，不是不可以锻炼，要锻炼得法。你揉揉肚子，摇摇筋骨也是锻炼，打坐吐纳也是锻炼，不是非得跑步，剧烈运动，满头是汗才叫锻炼。

《黄帝内经》不是说要**"微动四肢，温衣"**吗？身体的气血就像流水，涌动得太凶猛了不行，得像风吹柳梢一样去锻炼，这样对身体有好处没坏处。

所谓**"大动不如小动，小动不如微动"**，这种微动的锻炼对于一些虚劳、疑难重病的人，都是适合的。不然的话，一点不锻炼，即便是新车，放着不开，也会锈掉。

他问老师，怎么锻炼呢？

老师便给他八部金刚功法的光碟，建议他练金刚功，注意呼吸吐纳，常安排时间去爬爬山。然后给他开药调理。

这个患者，我们基本都忘记了，两三个月后，他又来复诊，很兴奋地对老师说，他找到了跟疾病和谐共处的方法。自从听从了老师去爬山练功的指导后，他再也没有怕病的心理了。以前腰背部一痛起来，人就烦恼发脾气，郁闷，现在他爬几个小时山，腰背都不痛了。即使觉得累了，只要一坐在那里，缓和地专注呼吸半个小时，马上又有劲，可以继续爬山。

我们一听他这样说，觉得眼前一亮。这年轻人学会转移注意，学会了以静制动。曾国藩说过，**一个人凡有严重的疾病在身，自己可以做到两点，对恢复身体最有帮助。一个是以志帅气，另一个则是以静制动。**

以志帅气就是自己要有信心，有这个志气，就可以帅动病气。不害怕它，就可以调动导引它排出身体去。你如果一旦出现病痛就慌了手脚害怕它，没勇气战胜它，这样小病也会变大。**这以志帅气，就是要我们在战略上藐视敌人——疾病。**

以静制动，就是遇到疾病，心性要能够安静。疾病它就是一团动乱之气，一团浊气，你只要一静下来，就好比混浊的一杯水，静置一会儿，那些混浊自然沉到杯底。对人体而言，一旦静下来，这些动荡的浊气病气就沉到肠腑通道里去，然后通过膀胱、肠道排出体外。所以人越静病越减，神越清，气越足，病减气足即是寿康路。**这以静制动，就是要让我们在修炼方法的具体战术上重视敌人——疾病。**

老师跟他说，你做得好、练功、爬山，让你血脉通畅，汗出寒散，本来你那脊椎督脉僵直，就像冬天的树木，受寒后，紧缩缩，硬邦邦的。寒主收引，不通则痛，你出出汗，就让自己的身体督脉进入夏天状态，利用阳气把寒邪驱除出来，血脉一流通，就不痛了。

这患者得了这么重的强脊疼痛，都可以用养生方法来改善，何况很多人偶尔的头痛、胃痛、腰酸脚软腿抽筋呢？

张仲景在《伤寒论》中也是这样建议的，一有小病小痛，别着急吃药治疗，那该怎么办呢？张仲景说，四肢才觉重滞，即导引吐纳按摩，勿令九窍闭塞。这样病邪就拿你没办法。

> 爬爬山，驱驱寒，稍有不适出出汗。
>
> 导引吐纳法，学学并不难。
>
> 八段锦，金刚功，哪样都可把身安。
>
> 人生贵逍遥，不为病恼烦。

66 | 有病熬熬，不忙治疗

🍶 古怪疾病，皆从气得之

有个老妇人，五十多岁，就得了甲状腺肿瘤，脖子鼓得大大的，她女儿问，医生，我母亲几十年都没有怎么得过病，怎么一检查就是这病啊？

老师说，你问问你母亲吧，疾病它的形成肯定不是一朝一夕的，她身体不舒服她自己最清楚。

这老妇人说，以前儿女好读书，家里环境又不好，没办法，有病也得熬熬，不忙着去治疗。

老师摸她肝脉弦紧，说，你心中的心事很重啊！家庭环境不好，你也要心态好啊，要宽心一点，总不能够钱没赚到，把自己身体搞个大病吧。

她女儿在旁边说，我母亲就是爱生气，看不惯我父亲抽烟喝酒，经常跟我父亲吵。

老师说，男主外，女主内，你跟他吵一辈子，得了大病，一家人都受累，这种情况我们见多了。每天一小气，三天一大气，天天你都吃压气饭，你不是问这病是咋得的吗？就是气来的。边生气，边吃饭，饭把那气都压成团，你吃进去的一半都是郁滞的气，气滞则血瘀，血瘀则痰阻。现在是甲状腺出问题，将来乳腺、胃、肝通通都会出问题。

随后老师便给她一本《化性谈》，让她带回家去好好看看。现在有很多中年妇女，她们勤劳简朴惯了，偶有些病痛不适，都忍忍熬熬，不忙着去治疗，结果却熬出大病来。

孙思邈在《千金翼方》上说，**凡居家常戒约内外长幼，有不快即须早道，**

勿使隐忍以为无苦。过时不知，便为重病，遂成不救。

可见家庭成员间的摩擦不快，不仅可以导致人生病，如果这种郁闷的关系长期不能够舒解的话，甚至会导致不治之病。孙思邈早在一千多年前就看到了这一点。重病怪病，很多是忍气忍出来的。

有人会说，吵也不是，忍忍也不是，那该怎么办呢？

其实忍也分为多种，**强忍是最不可取的，有一种忍叫作宽忍，就是宽怀的包容。**譬如《忍经》上说，如同人身体上有疮痍疣赘，虽很可恶，不可砍掉，当宽怀对之，如果人能知此理，这胸中泰然矣。说白了，就是要解开来，不能大家搁在那里，谁也不让谁。

> 劳劳碌碌为儿孙，小病却忍气吞声。
>
> 辛苦为家常气闷，不知这样搞坏身。
>
> 一旦发现如山崩，遂至难救悔无门。
>
> 不如宽容早看破，为家也为了自身。

🔥 感动的泪水

又有一对母女过来看病，她女儿长大了，发现母亲经常不舒服，却没有去医院，这次就带母亲来任之堂看看。

老师一看这妇人，双手粗糙如老树皮，脉也虚弱无力，便对她女儿说，你看你母亲的手，这么苍老，这么多年为了这个家都是忍病忍苦过来的，你要多关心关心你父母。

这对母女听了后，都很感动，因为这十几年来，做母亲的含辛茹苦养大子女，做子女的努力读书，也没想到母亲这么快就老了，还有一身的顽疾老病，老风湿，腰椎间盘突出，老胃病。她默默地奉献，无私地付出，却从来不说自己难受痛苦。

老师跟她女儿说，如果是平常人得了这些病，早不知要吃多少药了。你母亲一句话也不吭声，这么多年为家里付出了很多。

她女儿听后，忍不住地流出眼泪来，她母亲同样也默默地流着泪水。以前是母亲不告诉女儿，女儿也不知道，现在一语道破，大家无不动容。

老师只给她开了几剂药，他们回去吃完后，反映说效果非常好。母女之间，能够相互知心，相互沟通了，还没吃药，人身体的痛苦就减了一半，这是

66

有病熬熬，不忙治疗

在心理上大家都敞开放松了。

这疾病本来就是长期阴暗负面的情绪导致的，内心的感动就像春阳融雪，把阴积化开，又如油灯烛焰，把阴暗面照亮，**如果说世间有什么东西能够最快速地把病气洗刷掉，那应该不是药物，而是彼此之间感动的泪水。**这疗心也是一种治疗啊。《寿世青编》上说："惟知疗人之疾，而不知疗人之心，是犹舍本而逐末也。不穷其源而攻其流，欲求疾愈，安可得乎？"

世间最伟大的情感莫过于父母对子女的爱，他们的付出，他们的奉献，每每让人感动不已。但作为父母在为儿女付出时，也同样要保护好自己的身体，多学学养生保健的方法，而不应只是默默忍受病苦的煎熬。

树欲静而风不止，子欲养而亲不待。这是作为儿女们最大的遗憾。故此奉劝天下的父母亲们，一定要保养好自己的身子，好的身体是父母给子女们最大的支持，而不要留给子女无尽的遗憾。

> 两手苍老如树皮，默默忍受众病疾。
> 辛劳付出为儿女，从来没有将身医。
> 道破此情在一语，多年沉郁随泪去。
> 早知提前来调理，身得轻松病渐愈。

67 | 看病服药，
不看医嘱

🫖 另类的医嘱

有个患心脏病的中年人，医院建议要做搭桥手术。他害怕做手术，想保守治疗，于是多方求医。他从另外一个医生那里过来找老师，并带了那医生给他开的处方。

这医生善治心脑血管疾病，用的是活血化瘀法，方子是血府逐瘀汤加生脉饮再加葛根、丹参、黄芪、地龙。

老师边摸患者的脉边看方子说，你舌下静脉曲张得厉害，这方子开得不错，你吃后感觉怎么样？

他说，有好转，胸没那么闷了。我想看能不能凭中药治好病，不用去做手术。

于是老师就在这个方子的基础上做加减化裁。

抄完方子后，我们发现这方子后面有那个医生留下的几行笔记，大概意思是：

日行八千步，夜眠八小时，

饭到八分饱，饮够八杯水，

如不听医嘱，服药之效，

患者白花钱，还耽误病情，切记切记！

你见过这样的医嘱吗？这个医生的修养、治病的风格，我们透过这张医嘱可以窥探一二。我们把这医嘱读给患者听，问患者记住没有，患者摇头说我来看病服药，不看这些。

镰刀生锈之喻

想一想一个三四十岁的中年人就病到心脏要做搭桥手术，如果没有不良的生活习惯，也不至于病到这种程度。

患者说他多年都不怎么运动。俗话说，**人体勤劳于形，百病不能成**。镰刀长久不用会生锈，这身上的血管也一样，久不去运动舒张血脉，管壁上就会长垢，这些血管壁的垢积，堆积多了，久而久之，就会堵塞管道。

老师说，你这个病，可轻可重，关键要把抽烟喝酒熬夜的不良习惯改过来，应酬少点，运动多点。现在很多时候，**医生帮患者治病成了"药物治疗"与"患者不良生活习惯"的拉锯战**。

患者不断地访名医，求妙方，一心希望有灵丹妙药可以治好他们日渐衰退的身体，却听不进医生的医嘱，也不会重视修正自己不良的生活习惯。

不服药得中医

有个老奶奶，既有心脏病也有便秘，经常吃水果，大便也不正常，老师跟她说，你这个便秘是冷秘，越吃水果越坏事，你就是到外面晒太阳也比吃水果强。

老奶奶说，以前都没听过医生说不能吃水果的，我吃了这么多年都不知道。这老奶奶回去后，把水果生冷的东西戒掉后，大便反而比以前通畅了。这就是医嘱的力量。

古人说，**不服药得中医**，能够通过饮食生活习惯就把病改善调好的，还不用动用到药物，这是厉害的中医，而医嘱在这里就起到至关重要的位置。所以说，想治疗疾病，就先从听从医嘱、改变自己的生活习性开始。

> 看病只吃药，医嘱脑后抛，
> 四处寻名医，疾病何时了。
> 饮食有节制，运动不可少，
> 此是健康道，劝君要记牢。

68 | 看看片子，开开药方

中医看病要看人，只看片子不谨慎。病机错综又复杂，差之毫厘失千里。

四诊合参很重要

经常有患者在网上给老师发邮件，甚至把医院的检查片子也发过来，想请老师开方用药。

老师说，不见人，不能出方子。看看片子，开开药方，对中医而言是很草率的行为。

网上有个学医的，跟老师说，中医不是最适合网络会诊吗？

老师反问他，何出此言？

他说，中医是经验医学，医生只要经验丰富，看看片子，还有检查报告，不就都知道了吗？

老师说，恰恰相反，中医最不适合网上会诊，西医可以凭检查指标诊断治疗，但中医却要面对面，因为同一个指标，好比血糖高，就可能有好几种治法。中医管它叫同病异治，同种疾病都有不同的治疗方案，随便一张片子，怎么能凭此下处方呢？

所以说中医自古以来就主张察色按脉，要看患者的精气神，所以必须见人，才可以出方。《黄帝内经》称为"能合色脉，可以万全"。

中医看病要见到人

老师又说，你在网上给我写一千字的描述，还不如面对面给我看一分钟，这一分钟得到的信息，要强过你那一千字，所以我不主张通过电话网络上给患者开方。

确实，中医非常需要四诊合参，同病可以异治，同一句话可以有不同意味。比如患者同样说这一句话——我中午吃过饭了。

张三说得中气十足，爽快自然。

李四说得声低气弱，后劲不足。

王五说得满口浊气，声音沙哑。

……

同样的话，出自不同人口中，给医生的印象完全不同。张三身体最好，有病也是小问题；李四中气不足，一派虚证，再问居然有胃下垂，脱肛，头晕，尿频，如此可知补中益气汤适合他；王五浊气不降，再问下去，还有打呼噜，口中浓痰多，而黄连温胆汤正适合他。

所以同一句话，都能反映不同的信息，更何况是一张片子，片子只能是侧面反映疾病的某一部分，并不能说明患者的综合情况。中医下药还是得根据患者当下的精气神。

🍶 医生看病不是猜病，更不是在赌博

上次北京有个学生，她也到任之堂来学习。她亲戚家的小儿发烧了，请教她，然后她就在电话里，给孩子开了药方。

烧并没有退下，然后她就跑到她亲戚家去看孩子，发现疾病的病机完全跟自己的用药思路不对路。这次算是给她敲了一个警钟，绝对不能仅凭电话或检查报告单片子之类的，隔空就给患者开方服用。

你如果猜对了，把病治好，那是理所当然，如果猜错了，治坏了，一辈子都会内疚。所以医生看病不是在猜病，更不是在赌博，要切切实实的把握病机，零距离地接触临床。

有句话叫作"将在外，君令有所不受"。为什么将军在外头打仗，可以不听命皇帝的指挥呢？因为皇帝没有身临其境，很难知道战场的微妙变化。遥控，随意指挥，便有可能全军覆没。所以要身临其境的将军，才能做主。治病如打仗，用药如用兵，又何尝不是这样呢？

所以即便是老师的亲朋好友，老师也要求号脉见人后再出方，即便自己经验再丰富，还是要稳妥。

好比桑叶50克治疗白睛溢血，这是非常成熟的经验，可你没见到人，不

知道他心脉怎么样，万一是一个心脉衰弱的，这个下去，会不会加重他心衰，他受不受得了，会不会像水灭火一样，这些都有风险在里面。

古人说，不见兔子不撒鹰。对于当代的中医来说，虽然网络信息这么发达，不见患者也不要轻易出方，表面上看你是要帮他，实际上你却背负着责任。责任心越强大的，越不会轻率。

学医是胆大心细，智圆行方的一个行业。只胆大心不细，走不长远。只心细，而胆不大，也放不开手脚去做。常言道，小心驶得万年船，学中医是要行一辈子医路的，所以医生患者都要有这个觉悟，患者也不要草率地把自己的身心健康交给网络中医。

中医看病要看人，只看片子不谨慎。
病机错综又复杂，差之毫厘失千里。
即便医术能通神，人命关头是责任。
四诊合参把药开，小心才是中医生。

6.9 | 夏天出汗，
不宜吃药

夏天汗出多，谁说不医药。正好顺其势，借汗把病疗。

🍶 用药如用兵，有病贵早治

北方有些地区，老百姓有个习惯，夏天都不怎么爱吃中药，说吃中药会出汗出掉，这又是一个认识误区。

黑龙江的中医老王，就在夏天的时候到任之堂来学习，我们问他你怎么走得开呢？

老王说，他们那边夏天老百姓都很少吃中药，所以他趁这个机会到外面学习学习，也算是给自己充充电。

十堰这边有些当地老百姓也对夏天不宜吃药深信不疑，所以夏天当地患者会少些。

老师笑着说，吃药是治病的，怎么能分冬夏呢？很多患者身体有风湿，是阴寒体质，还正要靠夏天来服药，振奋阳气，顺天之性，把阴寒散掉。《黄帝内经》把这叫作"冬病夏治"。

所以说，一个夏天患病的患者，他不可能等到秋天再来服药，用药如用兵，有病贵早治，并且要当机立断，怎么能够拖延病情呢？

很多医院都有冬病夏治的三伏贴，患者大受其益，所以一到时间，医院里都排起长队。夏天汗多不宜服药，这个观念要转变转变。

🍶 要顺应节气来治病

本身出汗就是一种治病之法。中医治法有八法，叫汗吐下和消清温补，其中八法里面汗法排第一，而《伤寒论》中用得最多的也是汗法，把病邪从里面一层一层透达肌表，然后通过出些汗，人就变得精神了。

如果患者脏腑有寒邪痼疾，还不适合在冬天治疗，而是在夏天更有利于把这些沉寒痼疾驱散出来，因为冬天是往内收藏的，夏天是往外发散的。

所以冬天发汗要用强而有力的麻黄，而夏天只需要用轻微的香薷就能迅速把寒邪表散出来。可见顺自然之性来治病多么重要，每个季节都有每个季节适合治的病。

你顺应了这个季节去治病，比如冬病夏来治，就等于是得到天时的帮助，往往能收到事半功倍的效果。本身夏天腠理汗毛开放，人体气机往外升发，顺其势就能把邪气表散出来。

《黄帝内经》说"春夏养阳"，借助春夏阳气，把病气排出体外，就好像顺流顺风行舟一样，用药量小，收效却大。

> 夏天汗出多，谁说不医药。
> 正好顺其势，借汗把病疗。
> 冬病可夏治，三伏贴敷好。
> 寒邪趁热医，临床疗效高。

70 | 患了胃痛，不吃中药

🍶 心痛欲死，速觅元胡

有人说胃痛要吃西药片，不能吃中药，中药看起来乱糟糟的，吃下去会把胃伤了。

老师就说，听这话就知道不了解中医。西药片是白的，中药看起来是黑乎乎的，但不管白猫黑猫，会抓老鼠就是好猫。中医治胃痛，那可是一绝。

老师于是叫大家说出治疗胃痛，经得起考验的经典名方。

有学生说，金铃子散，含元胡跟川楝子。

没错，这方子是治疗急性胃气滞胀痛的。这种胃痛偏于实证，右关脉郁，**古书说，心痛欲死，速觅元胡**。这方吃进去，放几个屁，胃肠气机一转，很快就好了。

古代李时珍治一个王妃的胃痛，这王妃因为吃面生气痛得不可忍，医生用其他健胃化食的药，都不能奏效。李时珍就给她直接用元胡三钱温酒送服，不一会儿，肠中大气一转，大便通调，胃痛就好了。

🍶 香砂六君子，培土以生金

又有学生说，香砂六君子丸。

也没错，这是治疗脾胃虚，不能运化痰滞的，同时伴有痰多，也可以化开。有个患者每次感冒都打吊瓶，把感冒治好后，必然会有两周时间咳吐清稀样痰，并且伴随胃中凉飕飕隐痛，几年都是这样。

他后来找一位老中医，这中医就建议他吃香砂六君子丸，一瓶还没吃完，就不咳清水样痰，胃也不凉痛了。后来他把这当成经验，凡是感冒后遗症，咳清稀样痰，或者伴随胃痛的，就用这方法，挺管用的。

其实，从我们中医看来，这思路也很简单，就是培土生金，感冒后期，病根子老不退，是因为肺气虚，不能一鼓作气，逐邪外出，所谓虚则补其母，脾胃之土是肺金之母，肺气虚源于脾气虚。所以健其脾胃，病痛乃止。

半夏泻心，寒热并用

又有学生说，半夏泻心汤。

也没错，《伤寒论》上的方子，经过千百年的考验。老师说，此方对于寒热错杂的胃痛，效果很好。这方子寒热并用，善治疗胃热脾寒，上热下寒。如果热重一些，黄连量就用大一点，寒重一点，干姜量就大一点，这两味药是方中的眼目。很多善于治疗脾胃病的专家，都喜欢用这个方子，其中不传之秘也在这里。

又有学生说，附子理中丸。

也没错，治疗胃寒，口中泛清水，效果很明显。有个老胃病的人，他喝开水都不觉得烫，而且食物稍微凉一点，吃下去就很不舒服，隐隐闷胀作痛。

老师给他开附子理中丸，其中干姜重用到 30 克，患者喝后，都不觉得麻辣，反而觉得很舒服。可见看胃痛不是不能吃中药，而是要用对中药。对症用中药，那效果自然非常好。

中药乱糟糟，却能把病调。

里面有大道，千万莫小瞧。

胃病找西药，却把中药抛。

能捉老鼠好，不管黑白猫。

71 | 病情复杂，
药量要大

🎗 日咳三焦火，夜咳肺间寒

患者说，医生，我这病很复杂，十几年了，药要给我下重一点，量放大一点都不怕。

老师说，这个用药剂量的大小跟治病的效果不成正比。用药好比用武，有时用霸力，但更多时还是要用巧劲。

霸力就是欲起千钧之石头，必用千钧之力。非重剂不足以起沉疴。比如补阳还五汤，用四两黄芪，以挽回中风偏瘫元气之大虚。

巧劲就是四两拨千斤。好比轻舟速过万重山，古人把这叫作轻可去实。

比如银翘散，治疗风温，用散剂，稍煮片刻即可，取其治上焦如羽之义。

又如久病慢病，李东垣善调脾胃，用药轻巧，既减轻脾胃负担，又能转中焦大气，使得升降有序，病自消除。

有个患者咳嗽有一年多，晚上加重，吐清稀样白痰，他想要老师给他下重一点的止咳药，认为自己的病老好不了，是医生没把药下重了。

老师认为，这不只是肺的问题，患者心脉弱，心阳不振，所以肺才长期阴云密布。只要把心那团阳火振奋出来，肺部的阴霾就可以退却。用肉桂粥来作为保健食疗，并且戒掉水果、凉饮，患者吃过后，晚上明显就不咳了。

这也没有用什么大剂量的药，却能治疗顽咳。**原来中医认为，日咳三焦火，夜咳肺间寒**。夜咳重，多是身体寒气重，这肺间寒气重，是由于上焦心阳之火，不能温暖肺部。用肉桂等于直接给心补上一团火，火旺则寒退，离照当空，则阴霾自散。

🍶 用药如狙击，一枪一个准

老师说，病情虽然看起来很复杂，治了那么久也没治好，而我们用最简单的思路，却把他调好了。可见用药的秘诀不在于量大。

就好比你想把一片森林点燃，只需要用一根火柴就够了，而不需一大车的火把，这就是用药的巧劲。也好比狙击手一样，瞄准靶心，一枪一个准，没瞄准，打再多枪都是白打。

你们看善用风药的孙曼之先生，他治疗肝气郁滞的患者，只需用小剂量的羌活、独活、川芎、柴胡，一拨通内外气机，人就舒服了。

所谓表气**通则里气和**，**表气闭则里气郁**。稍微用风药宣通五脏元真，并不需要用大量的疏肝破气之药，大量药好比刮大台风，患者的气机反而乱了。

所以我们用药是帮他推他一把，好比荡秋千顺势而为，用量大了反而可能适得其反。患者气机乱了，反不好治。

> 病机一复杂，药量大剂投。
>
> 若是治不好，旧病添新忧。
>
> 用药如用兵，胜败不在多。
>
> 方向若不错，四两千斤拨。

72 | 药要喝饱，
才能起效

🍵 药汤过量，肠胃乃伤

患者之所以会生病，在平时生活上，确实有很多误区。就比如喝药，什么样的都有。有的老阿婆，她们熬药喝药，千奇百怪，有的反复地熬，有的药喝得饱饱的，舍不得漏掉一点药。

有个咳嗽的患者，老师给她开止嗽散。这药本来就是熬出来不浓，她熬一遍还不够，还要多熬几遍，放一碗水还不够，还要多放几碗。老师给她开三剂药，喝完两剂药后，咳嗽反而加重了，而且还胃胀胀的。她来找老师问为什么。老师一问才知道，老奶奶完全没按药房的要求来熬药，多喝了三四倍的汤药水。

老师跟她说，本来治咳嗽的药就轻，量也不多，你大量地喝，都喝到中下焦去了。治上焦的药一般取其气，你长时间久煮，气都走了，剩下的是味，味都偏于走下焦。你把药拿回来，我们帮你熬，喝喝看。

患者把剩下一包药拿回药房，药房熬好给她喝，熬的水不多不少，恰到好处。她一喝完就好了。

老师说，人体脾胃，它本来运化就需要有个空间，现在很多老百姓，他以为药要熬得多，要喝得饱才有效，他们甚至还嫌一包药只熬三杯太少了，自己拿回去熬，熬个大半锅自己喝，反而加重胃肠负担。不是说药量大，药劲就大，药在精而不在多，在于恢复脏腑气化的功能，哪有把药当饭吃的。

《黄帝内经》上说，**大饱伤脾**。又说，**饮食自倍，肠胃乃伤**。你不管是吃饭，还是喝水，超过身体的收纳能力，肯定会伤害脏腑。不要说是治病，反而会吃出病来。

🔥 汤药需一定浓度方能起效

周师傅喜爱喝酒，他也比喻说，好像房县上好的黄酒，你就那么一壶酒，煮了喝很舒服。可你把这一壶酒跟一壶水兑在一起，浓度变低了，喝起来就没那劲，不过瘾，那都变成清汤寡水了。药也一样，我们喝的是药，而不是喝水。

那老人家后来说，我自己煎三大杯药，原来都抵不上你们煎一杯药。

是啊，喝浓度低的酒，喝上三杯，也不如喝浓度高的一杯啊，一杯的酒劲比三杯还大。

老师说，治病喝药，有汤丸之别，汤者荡也，丸者缓也。一般用汤药都是取它涤荡病邪之功。好像用汤水来冲刷地板上的泥巴一样，你得够劲。

如果你软绵绵，没浓度，冲个多几次，都冲不干净，这就失去了汤剂的意义。这汤不是说喝越饱越有劲，看的是它的浓度，而不是量。

> 把药喝个饱，反而不取效。
>
> 还把肠胃伤，咳嗽何时了。
>
> 如同房县酒，添多水不妙。
>
> 再喝不胀了，咳嗽也变好。
>
> 药劲看汤药，不在多与少。
>
> 药精量虽少，却把邪荡跑。

73 | OTC安全，随便服用

中药是因人而治

OTC 是指非处方药，由于相对安全一些，所以规定并不需要医生的处方，在药店就可以购买得到。

那是不是非处方药相对安全一些，就不需要医生指导尽管服用呢？事实上并不是这样，从中医角度来看，是药都有其偏性，不对证了，不单没有效果，还会有反作用。

广州一个患者，平时咽痛，爱上火，胃消化也不好，他听人说，三黄片吃几个月就可以吃好，自己便去买三黄片。谁知只吃了一个多月，便吃到胃中泛清水，睡觉时口中流涎水，夜尿频多，都不敢再吃下去了。

后来他找到医生，按胃寒来治，用香砂六君子，才帮他把脾胃调整过来。可见就一个咽喉痛上火，也不是可以随便买药来吃。不分虚实寒热，开口动手就容易出错。

还有患者腰膝酸软，周身乏力，以为是肾虚，看了养生节目后，就自个儿去买了几盒六味地黄丸来吃，谁知只吃了一盒就开始拉肚子，腰反而更痛了。他来找老师，疑惑地问道，这药补肾的，怎么补不了，吃了还更厉害，是不是假药啊！

老师解释说，你脾虚湿盛，谁叫你买六味地黄丸吃呢？**中药都是因人而治，不是因病而设**。同病异治，同样的腰痛，他适合吃，你未必适合吃。

患者说，不是说非处方药安全吗，不用通过医生也可以自己买来吃？

老师说，中医讲究对证，不对证了，平常的药也不安全，对证了，看似有毒的药，却能安全地治。**六味地黄丸本是滋阴的，你本来水滑苔湿重，再用滋阴的药，这不是天上下雨，你却还在菜地里浇水吗？这菜你想它不坏也不可能。**

后来，老师就给他开肾着汤，除湿散寒，并没有通过补肾，却把他的腰痛给治好了。

🍐 非处方药也须辨证

可见，连简单的非处方药，人们用错了，都会吃坏身子。像银翘片、丹参注射液、清开灵，这些本来都是好药，你只要对证了，就能把病治好。可有些人他就滥用药，结果却闹出事来。那么这是药之过，还是人之错呢？

老师说，好比一块砖，你给建筑工人，他就用来盖漂亮的房子，成为这房子里面重要的材料。而这块砖在流氓手中，居然成了打架的工具。可见结果好与坏，取决于使用的人，而药物疗效的高与低，一定程度上也是取决于用药的人。一杯冷水或凉茶，对于三焦有实火的人来说，那如同甘露；对于脾肾虚寒，水饮凌心的人来说，那无疑就是霜雪。所以说，一个懂得中医基本常识的人，才能够避免这些用药误区。一个知道中医讲究辨证论治的人，才能更好地用中成药来自保自养。

> 非处方药很安全，购买起来也方便。
> 若不耐心把证辨，不良作用立马显。
> 三黄片，泻火过度口吐涎；
> 六味丸，滋阴助湿痛不减。
> 小砖头，因人而异利害现；
> 凉茶水，冰火体质两重天。
> 若有正知与正见，用药误区方可免。

74 | 中成药丸，只治小病

只治小病中成药，因为不解其中妙。若能凭脉辨证准，临证方知疗效高。

🍶 小药丸见大功效

有个患者，胃痛，一吃饭就痛，有两三年了，吃了不少胃药，甚至很多进口的药他也吃过都不管用。

他来找到老师，老师摸完脉说，你尺脉沉细，肾阴阳两虚，精血不足，手脚冬天容易怕冷。关脉郁，左关独大，肝气郁结，容易发脾气。

于是叫患者饭前吃桂附地黄丸，饭后吃逍遥丸。

患者半信半疑，认为这简单的中成药，怎么能治好我这个老胃病？中成药不是治疗小病的吗？我这病很多西药都尝过了，都没能根治。

老师叫他回去放心先吃吃看。**饭前服桂附地黄丸，取它走下焦暖腰身，补精血。饭后服逍遥丸，取它走中焦疏肝理气，健脾养血。**

结果，患者三天后来复诊，说，胃痛基本不明显了。我们也觉得惊讶，以前我们对中成药的药力，也不是太看好。想不到，对证联用中成药，居然也能迅速缓解病痛。

而且这逍遥丸跟桂附地黄丸还不是专治疗胃痛的，不是治胃痛的中成药，却把胃痛给治好了，这就是中医辨证论治，小中药丸却能起到大功效的道理。

🍶 妙治胸闷

又有一个患者，胸闷有几个月，常规的活血化瘀药，用了都没什么效果。有一次他上药房，自己买了开胸顺气丸来吃，他自己都琢磨，我这不就是胸气不开吗？想不到一吃就好了。可见他胸闷是寒凝气滞，所以即使用了丹参片，但凉血活血，根本上就不对路，也治不好。

于是老师说，以后你们碰到长期生气、胸闷的患者，冬天手脚又容易发凉，你就可以直接给他用开胸顺气丸。令胸气开阔，顺顺气，把胸中郁闷打开，比吃活血化瘀的药还管用。

这又是一个小小中成药治好长期胸闷病痛的例子。

🎐 凭脉辨证用成药

还有一个老太太，打嗝反酸，胃胀，她也不想吃中药，结果反反复复几个月不愈，来任之堂后，老师就叫她去买沉香化气丸来吃。

老师说，这是肺胃之气不降，痰浊上泛。

结果老太太只花了几块钱，令其胸肺之气能够下纳于丹田关元，就把这病治好了。

可见，凭脉辨证，用对中成药，可以大大地提高中成药的疗效。中成药绝非想象中的那么普通，**平常之药，用到极致，便为神奇**。

> 只治小病中成药，因为不解其中妙。
> 若能凭脉辨证好，临证方知疗效高。

75 | 不辨证候，
吃中成药（一）

🍶 小柴胡颗粒加午时茶冲剂

有个小孩子三岁，不爱吃饭，平时还容易咳嗽，晚上睡觉时还会哭闹，踢被子，他妈妈带他来看病时说，吃了止咳糖浆，都没管用。

老师说，试一下小柴胡颗粒加午时茶冲剂吧，把两样药各半包兑在一起，冲给他喝。

小孩子的母亲说，就这么简单？

老师说，小孩子的病一般都比较单纯，你不要让他受凉，不要给他喂太饱，他应该身体会更好。

孩子他母亲又说，小柴胡不是治感冒发烧的吗？孩子不爱吃饭，还咳嗽，有没有用？

老师说，中成药不能全按说明书来用，说明书里面只给出中药的部分治疗病症，还有很多东西没法完全写出来。像小柴胡颗粒，它是治感冒发烧方，也是治肝胆不疏泄条达的方子。小儿乃少阳体质，小柴胡汤它能升肝降胃，肝气升达，烦躁哭闹可解；胃气下降，厌食咳嗽可消。

而午时茶冲剂，对于外感风寒，内有食积都是很好的方子，小孩子最常见的疾患，就是外感表证跟食积不消化，这两个汤方合在一起，把小儿生理特性**"肝常有余，脾常不足"**都照顾到了。

孩子吃了这冲剂过后，咳嗽烦躁解除了，胃口也开了。

🔥 脏腑是根本，病痛是标

老师说，善用中成药可以解决很多常见疾病。原来老师是凭脉辨证用中成药，只要小孩子肝气不升，左关郁，胃气不降，右寸关上越，皆可用这小柴胡颗粒合午时茶冲剂。

从脏腑脉象入手，而不被表面的病症局限了用药思路。脏腑是根本，病痛是标。中医治病必求于本，所以调脏腑升降才是最重要的，也是治病起到决定性作用的关键。

我们问，很多患者都不知道怎么用好简单的中成药，他们以为说明书上写的就是中成药的主治范围。但我们经常在说明书所说的范围之外发挥着这些成药的作用，比如逍遥丸不仅治月经不调的妇人，还治疗肝郁气滞的男子。六味地黄丸也不局限于治男人的肾虚，女人精血不足，阴虚火旺的，用它效果也非常好。

老师说，是的，以前我有一个构想，就是给大部分常用中成药制定一个标准，哪些感冒患者适合吃银翘片，哪些感冒患者适合吃小柴胡颗粒。不要一拉肚子就只知道黄连素，如果是热痢倒是还可以，如果是寒痢呢？用上去，就等于雪上加霜，用附子理中丸效果更好。

所以我们在说明书指导中成药应用的前提下，还要加一个辨证要点，如果懂得这个辨证要点，那么常用的中成药，可以解决临床上常见的问题。那么小柴胡汤不仅可以治感冒发烧，还可以治肝气不升胃气不降引起的各类症状，如口苦、咽干、目眩、头痛、嗳气、反酸、厌食、胁肋痛、过敏性鼻炎、胆囊炎等。

> 按说明书吃中药，书中未能全载到。
> 柴胡颗粒午时茶，小儿常见病痛消。
> 表面现象只是标，脏腑辨证才重要。
> 识得浊降清升妙，随手用好中成药。

柴胡颗粒治鼻炎，感冒冲剂能通便。说明书中太局限，中药功效未全见。

🍶 小柴胡升肝脾，霍胆丸降胆胃

有一个患者，他有慢性胆囊炎，胁肋胀，还有过敏性鼻炎，平时口苦，由于过年不方便煲中药，我们看他双关脉郁，就叫他去买两个中成药，一个是小柴胡颗粒，一个是霍胆丸。

他听完后就说，小柴胡不是治感冒发烧的吗？我想治治我的胆囊炎、胁肋痛。

我们跟他说，中成药不能全按说明书来用，中医治病讲究异病同治，就是要对证，胆囊炎胁痛，它是肝气不条达，胆胃不降，可以用小柴胡。

于是他回去买药吃，第二天胁部的隐痛就大减，鼻子也感到通气多了，口苦消除。可见如果仅用小柴胡治感冒发烧，那小柴胡很多的功用都被埋没了。**我们用小柴胡是升肝脾，用霍胆丸降胆胃**，针对的是五脏的升降。肝脾一升，胁胀、鼻不通气都好转，胆胃一降，口苦也消除。

刚开始我们也没想到这中成药用好有这效果，这样我们不禁重新重视起中成药来，想起老师常说的，你们要多到药店去逛逛，好好琢磨中成药，把常见的中成药琢磨透，你们再遇到常见的疾病就有办法了。

🍶 提壶揭盖法

那么怎么把中成药琢磨透呢？是不是看说明书就行了？不是的，如果按说明书去用中成药，就相当于按图索骥，不能充分发挥很多药的效果。

我们要从脏腑升降、五脏相关、一气流通的角度来配伍使用中成药，就可以最大限度地发挥中成药的功效。

比如有个患者，长期便秘，刚开始用麻仁润肠丸还有效，后来发现这些都没效了。有一次他感冒了，自己买来感冒清热冲剂，发现吃药的这几天大便从来没有如此通畅过。以后这感冒清热冲剂，它居然用来做通便药吃，还挺管用的。

原来感冒清热冲剂里面有杏仁、荆芥，这都是开宣肺气的。这患者肺气郁闭，肺与大肠相表里，所以肠气也不通。

中医认为表气郁则里气闭，表气通则里气和。通过开宣肺表，大肠六腑之气就得以通导，这在中医里头又叫做**提壶揭盖法**。就是指茶壶水满，把盖子盖得很紧，水就倒不出来。掀开盖子，水就容易流出来。

像荆芥、杏仁、桔梗、苏叶，这些都是善于开宣肺气的，肺的清气得以开宣，肠道的浊气就得以排泄，这也是一个升清降浊的思路。

老师常在治顽固便秘的通肠药里头，加上这几味药，也是取它脏腑升降，宣肺降肠的思路，发现比没加效果要好。

从这里可以看出，感冒清热冲剂，说明书也没有写它能够治便秘，但对于平常肺气郁闭，容易受风寒的人，又伴随着大便不通，这感冒清热冲剂，就是很好的通便之药。所以我们对于那些久坐电脑旁，关在居室里面，胸中有抑郁，肠中腑气不通，又经常喜欢吹空调的人，给他们用通肠药时，加入宣肺开表的药，效果就不同了，这也是中医最精华的脏腑相关整体治疗的思路。

我们要用好中成药，就是要有中医的整体观，而不是见便秘就用通肠药，见胆囊炎就用消炎利胆片。中医更强调的是辨证，而不是按说明书去套用成药。

柴胡颗粒治鼻炎，感冒冲剂能通便。
说明书中太局限，中药功效未全见。
医生要有整体观，不为病症遮双眼。
如此凭脉论升降，临床用药疗效显。

77 | 开点好药，病根拔掉

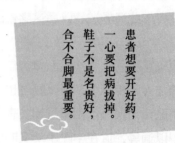

患者想要开好药，一心要把病根拔掉。鞋子不是名贵好，合不合脚最重要。

六腑通畅才是大补

有个患者，跑业务，经常要应酬拉客户。刚开始两三年，身体还可以，后来发现越做越累，很疲倦，提不起精神。

老师帮他把完脉后说，小肠脉摸不到，心脉不足。你平时是不是头脑晕晕沉沉，性欲减退。

他点点头说，是的，大夫，你给我开点好药，把病根拔掉。

因为他以前也吃过鹿茸、虫草之类的，他以为老师这里有更好的药。

老师说，什么叫做好药？贵的药未必就是好药，没有最好的药，只有最适合你病情的药。就像你去买鞋子，不是找最大的最贵的，而是找最合脚的。

于是，老师给他开通肠六药，并跟他说，**六腑通畅即是大补。即中医上常说的，六腑以通为补。**

结果他吃了两次药后，整个人都有劲了。他还以为老师给他放了什么大补之药。

老师跟他说，真正的补药就是你身体最需要的，你长期在外面吃大鱼大肉、垃圾食品，肠道的积滞很多，这时通肠六药对于你来说就是大补。

只有推陈才能出新，就像一盆浊水，你往里补进新的东西还是浊水，你把这盆水倒掉，在放进新的就是大补。

好药不在价高

老师说，这也是一个误区，以前都这样流传，人参治死人无罪，大黄治好人无功。人参变成名贵药材，大黄变成平民百姓。

古代的医家帮人看病，最后会介绍用野山参，如果野山参都治不了，那就没办法了。但有些人得了危急重症，用大黄把他救了过来，人们就以为这人本来就命不该绝。于是这个世上轻视平常药，而重视名贵药就成为一种流弊。其实药无贵贱之分，就像人无贵贱之分一样，众生平等，众药也平等。药房三四百味药，你说哪个不重要。就好比飞机一样，你说哪个零部件不重要呢？除非是假药，就像你把土豆当成何首乌来卖，这就坏了。

还有三七，上千块钱一公斤，艾叶几块钱一公斤。甚至我们自己上山采艾叶，不需要花钱。可三七再贵，能代替得了艾叶吗？不信的话，你把三七打成粉，用来做成艾条灸灸看，看有没有艾叶的效果。可见所谓的好药并不是以价钱高低来衡量的。

同仁堂与康熙的传说

同仁堂有个传说。据说当时康熙得了一种怪病，浑身发痒，起红点子，宫中御医把所有名贵药材，道地品种都用遍了，就是没法把这种怪病拿下。有一天康熙出宫微服夜游，在一条街上，发现一个小药铺。虽然夜深人静，药铺却灯火通明，还传来琅琅读书声。

康熙走进去一瞧，有个四十多岁的中年人，正在烛光下夜读，他便是这小药铺的郎中。陋室之中，常有贤达之人。小药铺里面，常藏隐医高手。这个道理做皇帝的当然知道，而且他一看到这郎中的精气神，便觉得此人非凡夫俗子。

康熙说道，深夜登门多有冒昧，我得一怪病，浑身发痒，起红点子，屡治不效，不知何因？

郎中说，你脱去上衣，让我瞧瞧。

康熙脱了上衣，郎中只瞧了一眼，便说，阁下不必担心，你得的并非大病，只是平时吃惯了山珍海味，再加上长期吃人参之类的补药，火气上攻，血热沸腾，因此才起红点子发痒。

说完，郎中从药架上拿下一个罐子，把罐子里的药全倒出来，足有七八斤重，说，这是大黄，你拿回家去，煮一缸水，然后洗浴，少则三次，多则五次，即可痊愈。

康熙心中疑惑，道，莫非这不值钱的大黄能治好我的病？

郎中见了便说，先生，我开药店不是为了赚你钱，这样，你先拿回去，治不好病分文不收。于是康熙回到宫中后，按郎中所嘱咐，如法洗浴，想不到洗完后，浑身清爽，妙不可言，连续三遍后，红点子退掉不再痒了。

后来康熙再次私访到这小药铺，并跟郎中说，我不能让你白看一次病，你有什么愿望呢？

郎中说，也没什么，就是想建一座大药堂。后面的事情自然就不用说了，北京城便有了百年老店——同仁堂。

想不到人参、鹿茸、阿胶，这些名贵的中药，治不好皇帝的病，平常乡野药铺普通至极的大黄，却把皇帝的病根拔掉。可见真正治病治根的不是名贵草药，而是对证用药。

> 患者想要开好药，一心要把病拔掉。
> 鞋子不是名贵好，合不合脚最重要。
> 吃喝应酬积不少，通肠降浊比补妙。
> 不信但看平常药，大黄用好胜参胶。

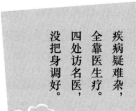

疾病疑难杂，
全靠医生疗。
四处访名医，
没把身调好。

78 | 疾病疑难，全靠医生

🔥 中医不是在看人的病，而是在看病的人

有个失眠的患者，胁肋胀痛，治了好几年都治不好，在老师这里吃药，也是时好时不好。老师用麻黄附子细辛汤加川芎、香附，帮他把阳气发越出来，病情有所好转。

他吃了六剂药后，便开始焦急了，说，医生，我这病好不好治，有没有更好的办法。我在全国都看了几十个医生，每个医生的药我都没服超过五剂的。

老师笑笑说，比你更难治的病都还有好招，怎么会没招？你不要太在意自己的身子，要多到外面活动，多关心别人。你还年轻，这胁痛失眠不是什么大病。

他问，那为何这么多医生都治不好呢？

老师说，当你找一两个名医治不好你的病时，你可以换一换医生，可如果找十个八个都治不好你的病时，你就要换一种心态去过生活。

老师问他，平时都做些什么？

跟他同来的人说，整天都躺在床上看电视，叫他一起出去爬山，他也不想去。

老师说，久卧伤气，久视伤血，一整天看电视，脑袋都是兴奋的，静不下来，怎么可能睡好觉呢？躺着床上看电视，既伤气也伤血，是养生的大忌。

患者问老师他为何会得这病。

老师说，你本身这性子就是得这病的，好比潮湿的地方就喜欢长霉菌一样。好逸恶劳，气机就郁在中焦。没事闲着就喜欢看电视，不喜欢锻炼身体，神怎么能静下来。心无片刻安，神无片刻宁，身体怎么能好？

看来，很多患者他都只寄希望于医生，而不反观自己，这正是老师常说的，要做一个好患者不容易，当你能够做到一个好患者时，疾病就变得好治了。**中医不是在看人的病，而是在看病的人**。好不好治，在人不在病。在于医患的相互配合，不在于药物的贵贱。医生自个儿在唱独角戏，这病肯定不好治。

那什么样的患者才是好患者呢？就是能够按最起码的养生法则来做的，比如《黄帝内经》上说的**"饮食有节，起居有常，不妄作劳"**。

治病与修车

又有一个患者，肥胖，脂肪肝，头晕，有七八年了。也是全国各处跑，他几年看的医生比寻常人一辈子看的医生还要多。

基本我们现在听到的很多名医，他都去见过。也接受过各类的治疗，就是治不好。他感叹地说，名医都是名气大，没招治好我的病。

他找到老师时，老师把完脉说，你这个气血并走于上，你的头晕不是脑供血不足，而是供血太过。于是给他开黄连温胆汤加龙骨、牡蛎。同样吃了六剂药后，头晕有所好转了，但没能根治。他认为病情没什么大的变化，又想去找下一个医生了。

老师跟他说，很多患者他们住院时，十天半个月都得耐心住在医院里，甚至吃那些降压降糖药，一辈子都得耐着心吃下去。你这个病才吃几剂中药，就吃不下去了。

本身你心浮气躁，就是在把气血往上调，用药可以治好你的病，改善你的头晕，但不能调好你的神，你的神不靠药物靠你自己。

就像开车一样，你要往哪个方向开，旁人左右不了你。你撞坏了，修车师傅可以帮你修，但反复撞坏了，恐怕就要换零件了。会开车的人，一年修车保养两三次就够了。不会开车的人，每个月都要去修车。

后来一问，原来这患者还有喝酒的习惯，老师跟他说要把酒戒掉，他说他从不喝醉，没事。

老师说，不管你喝不喝醉，酒都是上走的。如果你脉沉稳，适当喝点小酒，可壮壮胆，发发气血。如果你脉亢盛，就不要喝酒了，喝下去就是火上浇油，头晕好不了了。

🧆 郭玉的四难治

后来，我们看《后汉书》的郭玉传，里面记载了东汉时期针灸名医郭玉的事迹。郭玉在朝廷里当太医，他医术高超，经常治疗那些贫穷困苦的患者，很快就能治好，可治那些达官贵人，却时有治不好的。连皇帝都知道了，便故意派一个达官贵人，打扮成贫民的样子找他治病，却一针而愈。

皇帝问他，是何缘故？

郭玉答道，医生治病要情绪安静，才能用心思考，达官贵人凭着尊贵的身份来驱使我，我怀着恐惧的心态来应付他。他的气场明显比我还大，我很难调动他的神，这时未免有诸多顾虑，施针时过于小心翼翼，手法不能运用自如。

当然除此之外，我认为对于提高疗效来说，还有四点困难。

一是达官贵人经常自作主张，不信任医生，不听医嘱（自用意，而不任臣，一难也）。

二是不知道治病应该以保养身体为先，反而喜好饮酒歌舞作乐（将身不谨，二难也）。

三是骨节不强，意志不坚定，不能持之以恒服药（骨节不强，不能使药，三难也）。

四是喜欢安逸的享受，不喜欢出汗劳动，运动锻炼（好逸恶劳，四难也）。

想不到一千多年前，古代的医官就看到这种现象，富贵的病难医，贫贱的病好治。劳心的病难医，劳身的病好治。自作主张的病难医，能尊敬听从信任医生的病好治。欲望单一的病好医，欲望无穷无尽的病难治。

《黄帝内经》也指出，**精神不进，志意不治，故病不可愈**。这还是说在治病过程中，其实是医患相互配合的，如果只是一味地考虑到用药去调理疾病，而不考虑到精神心理方面的原因，疾病不可能彻底治好。

可见很多时候并不是疾病真的疑难，也并不是医生真的没招，良药苦口需要吃得进去，才能疗病，良言逆耳需要听得进去，才能医心。就连小小的胃病，大家都知道要靠三分治，七分养，更何况是各类疑难杂病呢？

疾病疑难杂，全靠医生疗。
四处访名医，没把身调好。
反复换医生，人还很焦躁。
不如换心态，疾病好得快。

79 | 身体病重，活不长命

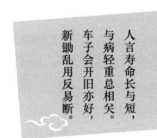

人言寿命长与短，
与病轻重总相矣。
车子会开旧亦好，
新锄乱用反易断。

锄头使用寿命在人

人的心态决定生存的质量。悲观者跟乐观者看待同一个疾病，会有不同的感受。同样一个癌瘤，医生说，这只有一年可活了。

悲观者听后，立马慌神了，说真糟糕，怎么会轮到我呢？乐观者就会说，还有一年嘛，我要快乐地过好每一天。结果，悲观者倾尽一切钱财医疗，却活不到一年。乐观者觉得既然到这份上了，于是把手中的所有事情放开，多到户外散散步，爬爬山，看看水，反而活得越来越有滋味。

可见活得长不长命，不在于疾病的轻重，而是要看你是否学跟疾病和谐相处。

今年老师不但带领大家上山采药认药，同时还多加了一项更有意义的活动，就是带领大家到山里头去开荒种地。

老师给大家买了上好的锄头，带着大家到山里开垦起荒地来。想不到一个下午两把最新的锄头就让大家弄断了。学生们基本都没种过地，既不知土地的特点，更不晓锄头的特性。结果，锄头跟耙子多次弄断后，都不能使用了。

而当我们去百草园跟唐老师种蚤休时，却发现唐老师几十年的锄头，用得油亮油亮的。再一问，原来唐老师的锄头，一年都不怎么修，而且唐老师的锄头还是旧锄头。当王蒋用那锄头锄地，不到一个下午，又把这把锄头也弄脱了。

搞得一个患者都笑着对我们说，你们都是工具杀手啊！

这句话让我们感触颇深。锄头耐不耐用，不在于锄头的新旧，唐老师一把老锄头用多年，越用越顺手，我们无论用什么锄头，几个下午下来，就都弄坏了。这锄头使用寿命可以很长，也可以很短。长短在人，不在锄头。

所以我们想到，现在很多人得病，他们抱怨说，病情太重，都没有信心活下去，并且直观地认为，寿命的长短跟病情的轻重成正比，这样画地为牢，反而活得郁郁寡欢。他们不知道人活得好不好不在病而在人自身。

老师也常打比喻说，一辆好的奔驰你放在那里不开，十年八年也成废铁，或者你在路上老跟人家飙车，闯红灯，开山路，这样草草率率，跌跌撞撞，不出三年也跟破车一样，没法开了。

而一辆普通的车，你不骄不躁，不急不慢，也可以开好多年。这车子的使用寿命，跟人一样，虽说与车子的质量关系大，但与驾车人的心性关系更大。

🎵 寿自宽心来

所谓人老老在血管上，心脑血管疾病，依然是当今人类的头号杀手，但是不是说，患有严重的心脑血管疾病就活不长寿呢？

我们来看，二战时期的英国首相丘吉尔，在他七十多岁时，医生就检查出他心脑血管系统里面有几个危险的因素，加上他又是早产儿，身子矮，体型又胖，家族又没有长寿史，周围的人都担心他的身体。而且这老人家还是个大烟鬼，至今为止，他还是世界上吸雪茄量最大的吉尼斯纪录保持者。在他七十五岁生日时，一个新闻记者采访他时说，真希望明年我还能来祝贺你的生日。

确实，丘吉尔的身体全世界都知道不太好，谁知丘吉尔却笑着拍拍年轻人的肩膀说，我看你身体这么壮，应该没有问题。

丘吉尔他就是这样乐观幽默的人，他一直繁忙地工作，活到了九十一岁的高寿。一辈子著作等身，几乎每一部著作都在世界引起轰动，好评如潮。在二十世纪，很少有人能比丘吉尔拿的稿费还多。

对于一个一辈子历经磨难，却肩负重担的政坛老人来说，后人总结其高寿的原因主要是宽宏大量，乐观幽默。他不仅能谅解周围人的过失，甚至对曾经反对过他的人，他一样宽厚待之。虚怀若谷，令他心中少了许多烦恼。

这在中国古代叫做仁者。有一座南天寺，里面挂了几个大字，**宽其心，听天下之怨言**。这是长寿者的古训。寿自宽心来，不会息事宁人的人，命短。

还有一位上海的书法家苏局仙老人，活到一百一十岁的高寿。人家都以为他是无疾而终，但西医解剖却发现，他主动脉冠状动脉，早已有严重的粥样硬化。苏老患有严重的心脑血管疾病已有数十年了，却活到如此高寿，这是为什么？

俗话说，书法家多寿，寿自笔端来，这人活得长不长命，跟个人的心性修养功夫关系最大。练书法就是不修气功的气功，多年的书法修养，令苏老淡泊平静，听天命的安排，不惊不怖，所以越发活得长久。

🎐 松寿千年，人寿百岁

我们常跟老师去采松节，松节是长在松树身上的瘤子，以节通节，能够治疗风湿关节痹证，还有良好的安神助眠之功。

有一次在山顶上至高处，见到一株巨大的老松树迎风而立，我们惊讶地发现，这株老松树身上长了几十个松节，一个松节就相当于人身体的一个肿瘤啊，这些松节把松树上上下下，团团包住，但松树仍然顽强地活着。我们跟老师不禁肃然起敬。

老师感慨地说，你们应该明白为何松寿千年，人寿百岁了吧。

确实，只要来看这颗松树的人，没有哪个不感动的。为什么老松都能在山顶上缺水的条件下，依然傲立岩石中，自在地活着。而很多人却因为小病小痛，愁眉不展。看了这一幕后，我们的生命似乎随之而坚强起来。

老师说，见此松树，可见养生矣。一个人寿命长与短，不在身体而在他的心，不在外面的肌表，而在他内在的筋骨。

好比松根扎进崖中，即便遭受凛冽山风，千磨万击，却反显苍劲。虽然枝叶不光华，但树根却极发达。人虽然得了病，但内心却有强大的求生意识，有顽强的意志，能够逍遥笑对人生，这就是根。

譬如《难经》上说，**人之有尺，犹树之有根，枝叶虽枯落，根本将自生。**所谓人的尺脉，就是指人要能够沉得住气，守得住根，不动如山。只要守住这个根，疾病不论大小轻重，又怎么能够影响我们生命的质量呢？

我们不禁想起郑板桥的一首诗来，诗曰：

> 咬定青山不放松，立根原在破崖中。
>
> 千磨万击还坚劲，任尔东南西北风。

故曰：

人言寿命长与短，与病轻重总相关。

车子会开旧亦好，新锄乱用反易断。

丘吉尔，苏局仙，哪个肩上无重担。

哪个身上无疾患，却能高寿把病安。

更有高山大松树，瘤子长满枝节端。

土壤贫瘠雨露少，全凭根系往石穿。

80 | 生病吃药，不戒房劳

生病知吃药，
不晓戒房劳。
不知病痛者，
多由精亏少。

延年益寿美容方

有个患者，男，四十多岁，高血压，头痛耳鸣，腰酸腿软，经常肝区胀痛。

他来看病时，我们问他岁数，他说，四十多岁。但我们看他神情面容，却像六十多岁的老人。不禁寻思，现在人吃得好劳力少，怎么会老得这么快。

老师说，你上实下虚，肾精亏得很，要戒房劳。

他疑惑地说，这跟吃药有关吗？

老师说，我帮你身体这个桶里添水，想把你身体调养好，你却在桶底开一个口，让它漏水，这样何时能把精气填满，把身体调好呢？

你这身体就是纵欲搞垮的，纵欲是早衰的重要原因。《黄帝内经》说，**醉以入房，以欲竭其精，以耗散其真，不知持满，不思御神，故半百而衰也**。长期纵欲，不知保精的人，一旦病来，就像山倒一样。看起来也显得比平常人要衰老。

原来延年益寿美容方，不在吃药，也不在化妆，在保精全神。

年老壮阳，枯柴点火

又有一个患者，七十来岁，他来任之堂，想要老师给他开一剂壮阳方，老师拒绝了。他很得意地从别的地方拿来一张方子说，他吃这张方子就不阳痿，老师拿在手上一看，居然全是鹿茸、狗鞭、红参、蜈蚣之类的调动人体元阳之气的药。他在别的地方抓一剂要七百多块钱，是用来泡酒的。

老师问他，是不是你自己喝的？

他点头说是。

老师便告诫他不要轻易服用壮阳酒，人年老体衰，本身就是枯柴，再点几把火，就很容易烧干成灰。

他也没听进去，听人家说老师这里的药好，也想在老师这里抓药，但见老师并不赞成他服用这些壮阳竭欲的方子时，他便嘀咕，哪有医生不赚钱的呢？最后老师还是没给他开方，更没把药卖给他。

老师说，我们开药房，毒副作用大的药，不能轻易卖给患者，还有这些壮阳的药也要慎用。把壮阳药卖给老人家，就像把烟卖给小孩一样，这不是在害他们吗？但很多老人家他就是死了也戒不了这个色。

《黄帝内经》说，正气存内，邪不可干。邪之所凑，其气必虚。生病跟人体虚损分不开，这都是大众明白的道理，但他们却不知道生病服药要严戒房劳，房劳就是让身体更加虚损。《伤寒论》中有不少是"劳复"加重的病，就是这个道理。

所以对于一般人来说，没病时要节房劳，有病时要戒房劳。

🔥 房劳六忌

我们按照人体六部脉象来简要说说，人体生病为何要戒房劳。

首先从左寸肾阴开始。

第一，伤筋断骨一百天，戒房劳。凡筋骨损伤，即便好后，仍然需要戒房事一百天，如果没有做到的话，就容易得风湿，老年容易残废中风。这是由于人体的筋骨修复，必须靠肾精。

然后我们看左关肝部。

第二，郁怒或眼病未愈，而犯房劳，伤肝伤目。轻者旧疾难愈，重者眼目昏瞎。因为肝开窍于目，肝血来源于肾精，人眼目的修复，本身就要靠下面的肾精肝血往上濡养。《黄帝内经》说，**五脏六腑之精皆上注于目**，如果再房劳伤精，就如同釜底抽薪。缺乏元阴元阳的供养，则眼目干涩，渐失光明。好比油灯乏油，火小一样。

然后是左寸脉心部。

第三，冠心病，以及心脑血管硬化者，要慎房劳。《黄帝内经》说，心主血脉，但心火要靠肾水来滋养，本来血管硬化，就好像干枯的柴一样。如果再大量消耗精水，就好比把柴放在火上去烤，越发干燥，就容易脆裂出血。干燥的柴易折断，柔润的树枝却有弹性，是一样的道理。

然后是右寸脉肺部。

第四，凡哮喘、感冒、咳嗽、皮肤病皆应戒房劳。这些疾病如果不是完全复原，犯了房劳后，病根缠绵，皮肤溃烂难以收口，感冒咳嗽反反复复，这是由于子盗母气。中医认为，肺金能生肾水，本身肺是娇脏，发生疾患，就应该五脏来救援。房劳伤了肾水，反而盗用肺金的正气，导致肺金更加亏虚。这样康复起来，就遥遥无期。很多哮喘之人，老不愈者，最应戒此条。

然后是右关部脾胃。

第五，凡醉饱或饮食冰冻凉饮之物，戒房劳。古人云，醉饱行房，五脏颠倒。加上冰冻啤酒寒凉之物入体内，就需要动用肾中命门火来蒸腾温化。如果把肾火一撤掉，肠胃功能立即紊乱，消化不良，轻者大便稀溏，重者肠道长息肉，或生怪疾。

最后是右尺部肾阳命门。

第六，凡太溪脉摸不到，或年老命门火衰之人，抑或冬天手脚冰凉之人，皆应慎房劳。张景岳说，**天之大宝只此一丸红日，人之大宝只此一息真阳**。本身元阳亏损，再房劳伤元阳，百病丛生。

> 生病知吃药，不晓戒房劳。
> 不知病痛者，多由精亏少。
> 养精既靠药，养精更靠保。
> 不知戒房劳，病重早衰老。
> 须知六部病，部部关房劳。
> 若能戒得牢，延年不老药。

81 手到病除，
交给医生

若谓手到病可除，
交给医生把力出。
自己袖手一旁观，
希望看到有神术。

湿性趋下，易袭阴位

有个十堰当地的患者，才四十多岁，就已经痛风有五六年了。痛到最后，居然走路都还要拐杖。这痛风也算是时代常见病，刚开始基本都好发于下肢，踝膝关节，少数也会发生在上肢手部。

可见，还是湿浊偏重所致，因为中医基础理论上说，**湿性趋下，易袭阴位**。《黄帝内经》也说，**伤于风者，上先受之。伤于湿者，下先受之**。所以在用药治疗痛风上，健脾除湿需要贯穿始终。

这个患者，他去年五月份来任之堂治过一次，老师帮他开药，我们帮他吊痧后，他就把拐杖抛了。

而今天又把拐杖重新拾回来，他说，我以前在大医院治了很长时间，甚至把医生都请到我家帮我拨筋还搞不好。在你这里吃了三剂药，加上小伙子们帮我拍打后，居然管了一年不复发。所以这次复发，还来任之堂，我还把我丈母娘带过来看病，只要到了任之堂，我就放心了，交给你了医生。

老师按照常规治痛风的思路，给他开方：土茯苓 20 克，萆薢 20 克，威灵仙 30 克，小伸筋草 15 克，猪蹄甲 15 克，炒薏仁 30 克，苍术 10 克，鸡矢藤 100 克，归尾 15 克，川芎 10 克，枳壳 10 克，桔梗 10 克，木香 15 克，蜂房 15 克，胡芦巴 30 克。

我们一看，前面除湿舒筋、行气活血这常规的思路好理解，但老师还特别加了蜂房跟胡芦巴，这又是为何呢？

老师说，他这个尺脉沉涩，太溪脉不明显，下焦阳气不够，除湿而不温阳，除不干净。温阳除湿，力量才够大。

🍶 神奇的吊痧拍打法

然后老师又叫我们帮这患者用外治法调调。

患者说，为什么在你这里吊痧拍打，效果就这么好，我也回去叫我十六七岁的儿子帮我使劲地打都打不出痧？

我们说，那就是试试看吧。于是帮他用交叉平衡法，先按按手，他整个手脚都像是被一层东西裹住一样，既僵又紧，中医称为湿邪泛上。**《黄帝内经》说，因于湿，首如裹**。如果湿邪弥漫周身的话，不仅头昏蒙如裹住一样，甚至周身都像被裹住一样。然后我们帮他脚部点按放松，最后才吊痧拍打。

周围人看了都觉得是奇观，只拍了三下，那乌黑色的痧点像涌泉一样，比一般的黄豆粒还要大，一个个自己冒出来。好像不是我们拍出来的一样。

他更是惊喜，在家里小孩子帮他拍了两三百下都拍不出，孩子手都拍痛拍肿了，在这里几下就拍出来了。

原来这里用到了吊痧的技巧，不能死打，要先将他肌肉筋骨松开，让气血能够灌注下来，这样随拍，正气就随时把痧毒往外托。

拍完过后，还叫他跺脚，跺了两三百下，跺得他气喘如牛，汗流浃背，看起来明显比我们医生还辛苦。

刚开跺脚时，他脚跟都不敢着地，一个大男人跺脚的声音居然那么低微，叫他往下跺，他就把脚轻轻地往下放，痛得他不敢跺。再帮他把痛点转移到脚上来时，他才越跺越起劲，血脉疏通，他反而不痛了。

跺完过后，他自己再摸摸脚，走几步瞧瞧，居然不用拐杖了。又是一个挂着拐杖来，提着拐杖回去的患者。

再看他的那双脚，原本硬邦邦的，现在都松软软的。他感慨地说，我在医院里面也这样拨筋，刚开始有效，但最多只能管一两个月，后来我还把医生请到我家里去帮我弄，弄得我后面都没办法了。而来这里我就放心了，能够放心交给你们，拐杖也放一边，你们真是手到病除啊！

🍶 自己当自己的医生

我们说，你想一下，为什么医生帮你做会有好转，但不久又复发呢？

他说，任之堂这边医生要厉害一些，治疗痛风时间能管长一点。

我们笑着说，管再长，也不能管你一辈子啊！任之堂的外治法都不是给患者放松舒服享受的，真正治病，还得靠患者自己吃苦锻炼。

你看来任之堂吊痧拍打的患者，从来都是患者比医生累。如果医生比患者还累的话，那就不是在帮你治根了。

我们医生帮你拍打一百下，你却要自己到外面去跺脚两百下，最后的结果就是医生帮你三成，你自己帮自己七成。

他想了一下，觉得也是，来的时候，蹲不下，脚僵直，我们只是帮他点按拍打几下，大部分还是他自己咬紧牙关跺脚甩手，把气血对流起来的。他终于明白了在任之堂治病能出效果的道理。

如果在一般的按摩店，你交了钱，就带着去享受的心态，自己根本不想动，也不想主动受苦，更不会自己咬紧牙关锻炼。

但是在任之堂，老师让学生们做外治法，从来不向患者收钱，也从来不让患者享受着去做，我们更不会替患者代劳，是教患者自己拍打自己，自己调自己，自己当自己的医生。俗话说，父靠不住，母靠不住，天靠不住，地靠不住，最终只有自己靠得住。

他听后感慨地说，确实是我没有配合你们医生，我一直都没有按你们医生说的管住嘴，迈开腿。工作业务繁忙，运动得少，走路得少，加上腿成这样，根本不想走路。还有今年为什么会复发，我想过，医生叫我不要喝酒、吃大鱼大肉，但逢年过节应酬又多，嘴没管住，病情又加重了。

我们听患者都能自省到这里，觉得也差不多了，什么叫做好患者，如何做一个好患者？就是得了病过后，要把不良的习惯，养生的误区，一个个地纠正过来。励志书上常说，你在哪里跌倒，就要从哪里爬起来。同样在中医看来，你因为什么得的病，就要把致病的坏习气纠正过来。

最后我们建议他回去，要跺脚，每天都需要运动，出身汗，这样配合吃中药，病痛就会日日减少，身体也会渐渐向好。他也开始明白，只要是自己的不调，病因都要往自己身上找。医生可以帮，但帮的范围有限，不能代劳。靠患者自立自强，才是走向健康之路。这也是任之堂外治法的最大特色。

若谓手到病可除，交给医生把力出。

自己袖手一旁观，希望看到有神术。
即便痛风小毛病，经常复发真痛苦。
人人都想病根除，多少人能遵医嘱。
医生治病如打仗，沉舟破釜不会输。
将士同心无困阻，治起病来如破竹。

82 | 疾病太多，
　　　要多吃药

🔥 被药打垮

有个老阿婆，他儿子从千里外带她来看病，很是孝顺，老阿婆病也不重，就是病特别复杂多样，用她自己话说，我想死死不了，想活活不成。

老师跟她说，你现在能走能跑，还有儿子陪你来，比那些躺在医院里孤寡的老人起码要强多了。

老阿婆说，医生，我头也痛，眼睛有白内障，看不清楚，没有一天觉睡得好的，腰痛很多年了，还有风湿，手还抽动，一天要吃四五种药。现在胃也胀，大便也拉不出来，医院检查说我有慢性浅表性胃炎，以前都没有的。

老师说，不是说疾病越多，就需要吃越多的药。头痛吃止痛药，失眠吃安定，胃胀吃胃药，风湿病吃风湿药，手抖吃止痉的药，白内障吃治眼的药，你一天吃的药这么多，不要说是你年纪老了，又生了病，就算是年轻人，一个壮汉，这样吃下去，不是先被病打垮，而是先被药打垮。

🔥 无挂无碍病痛少

她又问老师，如果都不吃药，怎么能治好病呢？

老师跟她说，你儿子也信佛，叫他教你念念经，把心定一定。

老人家说，我又不识字。

老师说，我见过信基督教的老爷子，他也是只字不识，却把整部圣经背下来。你如果指哪个字，他就能读出来，虽然不解其意。他退休后只花了几年，就把精神生活过得有滋有味。不识字不可怕，怕的就是你根本没那心想去学。

老人家说，我家里老伴绝对不信这个，他不会教我。

老师说，老伴不教你，有你儿子教啊。

老阿婆说，我儿子常出差在外，也教不了啊。

老师说，你就发不起这个心，这不是别人教你的，而是你自己要自救，别人救不了你。

我为什么要劝你多念念经，因为你心太烦躁，佛讲四大皆空，道讲清静无为。佛道里面的高手都很多，因为他们有修为，脑子清净，所以身体安然。

有个白血病的患者，也来过我这里看，医院说他活不了三个月了。他先开始心灰意冷，但后来一想，既然都剩下三个月了，不如好好过完。

于是把工作抛了，把应酬推了，到山里去游玩，在寺里诵经，就因为想活得轻松点，死时不要那么痛苦。结果就是这份无挂无碍的心，再加上喝喝中药，他奇迹地活过了三个月，又活过了三年，现在是第五年，他还活着。

你想一下，如果当时他寻死觅活地找最好的药吃，自己心里又放不开的话，可能活出这番奇迹来吗？

你的病虽然多，虽然复杂，但比起他来说却轻多了。

🏮 脚底按摩，诸病立减

老师说完，就叫我们到外面去帮她做外治法。

我们摸她的脉，尺部亏虚，双寸上越，关部郁住。就好像扯着风筝一样，风力太大，都把风筝往上拔，在上头回旋着，下不来。

我们便用宏哥教的足底按摩法，选择了胃痛点、腰痛点，还有下丘脑、垂体的反射点。她刚开始痛得直缩脚，慢慢适应后，呼吸开始平缓。前额痛当下就好了，有白内障的眼睛，因为疼痛都流出了眼泪，流完后，她说看东西清晰了些，最大的反应还是胃，她说，来的时候还胀呢，现在不胀了。

我们跟她说，医生暂时帮助你，是教你这个法门，这个捕鱼的法门，你学会了要自己去捕鱼。回去多按摩按摩脚底，把气血顺降下来。你就可以少吃些药，病也会减轻。

她也想不到，这么简单的足底按摩法，可以一下缓解她好几个病症。可见中医不是一个一个地治病灶，而是总调气机，这样气机旋转周流，病情多会减轻。

她又说，回家后，没有人帮我按，自己也按不到，挺麻烦的，怎么办？

我们就教她去找一些石头来，最好是稍尖一点的，铺在地上用脚去踩，把注意力放在脚下。你忧愁记挂的东西少了，身体会日渐变好。

🎗 少思虑，勤走动

老人家这个病，如果站在疾病角度来看，每天要吃的药比饭还多，如果我们从中医调气机的角度来看，就是一气周流，转个圈子而已。

她脉中焦关郁，既便秘又胃胀，上焦心脑上越，思虑不竭。就好像一条狗在不断地追着它尾巴咬，但是却咬不到，最后反而却跑累了，跑到头晕脑胀。

其实很简单，只要打破这个怪圈格局，思想不要在那里打转，放开来，去干一些更有意义的事。这样，她中上二焦的气机运转，就不会卡住了。

比如一辆汽车，它要能够正常动起来，从发动机到轮子，要经过千百个旋转传动，如果这里面任何一个轮子圈子卡住了，这辆车子就带动不起来。

人也是这样，因为病痛太多，而吃很多的药，让中焦脾胃这个圈子卡住了。然后思虑又太多，心脑静不下来，心脏跟大脑这上焦的两个地方又卡住了。

像这类人，老师都称之为"尊荣人"，平时吃好睡好，就是不肯运动锻炼，所以也不能够健康快乐起来。他们不肯迈出脚，结果下焦腰脚的气血郁滞住了，气机不能很好地转动，又卡住了。

这样看来，从上心脑到中脾胃肝胆，到下腰肾双脚，没有一个地方能遵循养生原则，那么疾病层出不穷，就很自然。

患者只看到病症繁多，所以很惊慌，医生看到病根子就那一条，治法也很简单，就是让患者少思虑，勤走动。

我们从足底按摩角度来恢复她双脚部气机的旋转。老师则从心脑的角度来劝患者去念经静心，又叫她少纠结自己的病，多看到外面世界美好的东西，多去赞叹别人，目的是恢复她上焦气机的流动。然后少吃药，把胃养好，就是恢复她中焦气机的流动。这样治起病来，就有执简驭繁之功。

疾病太多样，药物吃不断。

不是病情重，而是方寸乱。

教她外治法，却是嫌麻烦。
教她把经观，没那耐心看。
只好四处医，病根没法斩。
不如把心安，逢事多赞叹。

云何需要把口戒，
痰生百病食生灾。
大病刚好补营养，
又把旧病请回来。

🍶 炉烟虽熄，灰中有火

有个小娃子感冒发烧了一场，医院打吊瓶也没打好，老是咳嗽不断，拖了半个多月，人都瘦了一圈。他母亲非常心疼，后来老师用通宣理肺的药，总算把他咳嗽收尾断根了。

他母亲也松了一口气，但看到孩子生一场病，被折腾得瘦了，在家里就给孩子特别多准备了些营养食物，有鸡汤、鸡蛋、牛奶。

孩子病后，身体逐渐恢复，胃口也大开，就忘了老师说的，不能吃鸡蛋之训，一天吃了两个鸡蛋。三天后，又开始咳嗽，感冒重新起来，还发起烧，咳的是黄痰，不得已又来任之堂。

老师问他母亲给孩子吃了啥？

他母亲说，也没有什么，就是把营养搞好一点，老师又问孩子说，有没有吃鸡蛋牛奶香蕉啊？

孩子点点头说，有啊。

老师说，不是叫你不要给孩子吃吗？本来大病初愈就要清淡饮食，你怕他营养不好，给他猛补。虚不受补，一补就堵住了，一堵就生痰，一生痰里气就不通，里气一不通，就容易招致外感，这类患者我见太多了，《伤寒论》叫"食复"。

因为不注重饮食，反而让病复发了。做父母的关心孩子可以，但不要毫无保健常识地关心，关心则乱，无知的关爱，对孩子来说等于是伤害。

后来又多吃了几剂中药，才把痰排干净。经过这次，孩子的母亲算是上了一课，也知道生病期间清淡饮食的重要，刚康复也不能大吃大喝。

不要怕营养不够，要看到病会不会复发，温病家说**"炉烟虽熄，灰中有火"**，就是这个道理。不明白的人看到没有火了，就往上面放柴，还是会再烧起来的。对于人体而言，疾病康复就像炉烟熄灭一样，过剩的营养，就好比堆柴。

🦴 老农的种树养鱼经验

养身体就好像养树养鱼，我们问过有经验的老农，他说，种树最重要就是要管好树根，当你把树苗移植到一个新地方时，千万别忙着施肥，稍微施点肥，它就有可能烧根而死掉。在树苗扎根的那一段时间，你只要管好最基本的水就行了，如果心急想要施肥让它尽早壮起来，反而会让它枯萎。

老农又谈到养鱼的经验，他说，鱼要长大必须要经过打疫苗这一关。鱼儿打完疫苗后，三到五天内，是不能给它吃草吃饲料的。宁愿让它饿一饿，让它瘦一瘦，它将来会活得更壮实。同时准备给它加营养青草时，也要慢慢给它吃，给它一个适应过渡期，这样鱼就能养得成功。如果不知道的话，就往塘里面撒饲料青草，鱼反而会胀死。这些自然界的道理，跟人身体的道理是何其相似。

🦴 疾病以减食为汤药

既然一个感冒的康复，都要注意节制饮食，那么其他病呢？有哪些病要注意节制饮食呢？其实五脏的疾病，都需要注意节制饮食。《黄帝内经》告诉人们，要**饮食有节**，孙思邈在《千金要方》上说，**万病横生，年命横夭，皆由饮食之患**。

而在古老的寺庙里面，也一直流传着这样一个养生治病法门，就是**"疾病以减食为汤药"**。

《红楼梦》第五十三回中也讲过这养生道统，就是晴雯感冒后，基本快要好了，因为劳累又复感，病情加重，用了贾府中的一个风俗秘法，即饥饿疗法，不仅少吃饭，甚至慎服药物，反而一天一天渐渐好起来。

可见中医调身体，看重的不是增加营养，而是自身的消化能力。适当的饥饿就是让不堪重负的脾胃，能够减轻一下负担，能够有休养生息的机会，能够防止食堵胃肠。

饥饿疗法不是真让自己挨饿，而是莫吃太饱，莫吃太油腻，吃些清淡的东西，吃后很容易饿，又不吃撑。这样脾胃之气，很容易就养起来，胃气一来复，周身抵抗力就强了。

由此可见，即便是健康的人，也要节制饮食。而生病的人更要忌口，不是营养越多越好，少吃一些，能够保持身体脏腑，元真通畅，一气周流，才是最重要的。如果让胃里面的饮食堵住肠胃，就好像运输线路被斩断一样，再多的资源也运不出去。

饮食六忌

于是我们可以按六部脉来谈谈饮食六忌。

从左尺脉肾阴开始。

第一，腰酸腰痛，肾水不足，头晕耳鸣，忌饱食肥甘厚腻。临床上很多关脉郁、小肚子长得很粗的患者，一般都有腰酸，肾阴不足。这是明显的土克水太过，它们晚餐夜宵吃多了，吃到胃胀，第二天起来，腰都伸不直，酸痛。脾胃运化不过来，清阳之气就不能上达九窍，结果头也痛，耳也鸣。

接下来是左关部肝脉。

第二，凡胆囊炎、胆囊壁毛糙、肝囊肿、乙肝等疾病，都要清淡饮食，不求营养多，只求易消化。有个患者胆结石，他稍微吃饱一点，肋骨处就胀闷得难受，稍微吃肥腻一点的东西，就觉得恶心、难受，他自己都知道节制饮食，这是肝木不能疏脾土，好比板结的土壤，小树苗的根，因为瘦弱扎不进去。这时在饮食上就不能让脾胃有过大的负担。

再看左寸部心脉。

第三，冠心病、中风、心脑血管等疾病，都要节制饮食。有个老太太，有冠心病，在一次生日的时候，家里人为她准备了丰盛的晚餐，她一吃完，心就绞痛，还好及时得到治疗。

还有一个老太太，晚上只因贪吃一根香蕉，胃就凉飕飕，心慌心悸，我们帮她拍打完后，她才算恢复过来，很是感激。这是心火不能暖胃土，脾胃受寒后，心就会分出火力来救援，老年人心脏功能本来就不好，本身自救都还来不及，还要分出热量去救脾胃，所以就闷得慌。

老师说，这种情况下，拍拍内关，按按足三里，让肠胃中的气能够下行，心胸中的气能够展开来，这样就会好些。

然后是右寸部肺脉。

第四，凡皮肤病、哮喘、支气管炎、慢性咽炎、感冒等疾病，都要七分饱，少食油腻上火之物。有个患者，皮肤湿疹，治好后，没有忌嘴，吃了羊肉串，发得比以前更厉害了，搞得他以后都不敢轻易去吃街边小食了。还有一个哮喘的老人，他晚餐稍微吃多一点，吐痰就如涌，喘得厉害。中医认为脾为生痰之源，脾为饮食所伤后，运化不过来，一方面就化为痰饮，储在肺中。一方面土不生金，肺气就虚，然后喘起来。这老年人从此夜饭也只吃到半饱，身体才控制得比较好。古人说，量腹节所受，定能致高寿。真良言也。

然后是右关部脾胃脉。

第五，凡胃酸胃胀、胃痛、打呃、嗳气、口腔溃疡等疾病，都要七分饱养脾胃。古人说，忍得三分饥，胜服调脾之剂。

最好的养脾胃之法，不是药物食物，而是适当保持饥饿感。有位老寿星他活了快一百岁了，人家问他长寿秘密是什么？他回答说，我好吃的东西不多吃。这就是懂得节制饮食，健康长寿的秘密。

有个胃胀的年轻人，慢性浅表性胃炎伴糜烂，一次跟别人应酬喝酒，喝到胃出血，住了院出来后，才感受到生命的可贵。从此在工作与健康之中，他还是偏重于选健康。老师跟他说，你的身子不只值一千万，你为了生意去做不健康的应酬，这就是本末倒置。

他把老师这句话听到心里去了，宁愿换个工作，也不要以后换个脏腑。工作丢了可以找到更好的工作，但健康丢了，找回来就不容易。

最后是右尺部肾阳命门。

第六，凡腰脚怕冷、大便溏泻、阳痿、不孕不育等疾病，都要节制饮食。有个肥胖的中年男子，一直苦闷他精子数目活力不够，又觉得自己身体阳虚，想要老师多开些有营养的补品。老师说，那么多的营养都没把你精子养好，说明不是营养不足，而是营养过剩，你整个身体的气血精液，都是黏糊糊的，人一脸浊气不通透，大腹便便，这明显是营养消化不过来，长期饮食过度。后来叫他少吃荤多吃素，并适当用中药调调，精子活力很快就上来了。

还有一个长期五更泻的患者，他晚上一吃饱一点，第二天天蒙蒙亮，就要大泻一次，搞得他自己都知道晚餐要吃少一些。为什么呢？因为脾胃中储藏的食物，如锅中的米饭一样，就是要靠锅底的柴火帮它煮熟。在人而言，就是要靠命门之火，来把水谷蒸化。如果命门火弱，又饮食过度，结果蒸化不了，米谷就半生不熟，还没来得及消化吸收就拉出去，完谷不化。

> 云何需要把口戒，疾生百病食生灾。
> 大病刚好补营养，又把旧病请回来。
> 好比山中移植树，根基不稳肥反坏。
> 又如池中疫苗鱼，喂养过度把鱼害。
> 无论何脏出问题，不出寸关尺六脉。
> 脉脉皆以脾相关，保养第一胃不塞。

84 | 拍打按摩，
畏苦畏痛

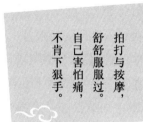

拍打与按摩，
舒舒服服过。
自己害怕痛，
不肯下狠手。

🔥 手麻拍打良

有个患者，双手肘关节都麻痛，他第一次来时，老师就帮他拍打右手，并且找到痛点，用诊疗棒把痛点揉散，患者当天就不麻了。

老师就跟患者说，同样用这个方法，自己回去拍打按摩左手，患者点了点头。

可三天后患者又来复诊，他说手还是麻的。

老师说，上次帮你按的右手，现在还麻不麻？

他说，右手不麻，左手麻的。

老师说，不是叫你回去也这样按吗？

患者说，我不敢使劲拍，自己用力按，也使不上劲。

老师说，像你这个病，两巴掌就打好了，为什么长期受病苦，却下不去手呢？人要有恨病吃药的勇气，不是你自己拍不好，是你治病之心就不切。

你就这样把病养着吧！自己下不了狠手，就等于养虎为患。治病哪有那么舒舒服服，快快活活的。如果你想舒服，就不用喝苦口的汤药了，就喝汤水吧。

患者听后，如雷贯耳，勇气大增，说是回去他自己敢下狠手了。

患者这次回去，自己拍就把麻痛给拍好了。可见中医不仅可以治病，还能够传授一种治病之法。

中医给人的不仅是苦口的良药，同时也教人要去苦其心志，敢于吃苦，敢于劳其筋骨。

84
拍打按摩，畏苦畏痛

237

中医不单要患者能鼓足勇气拍打，同时也教人要鼓足勇气去面对生活，不要轻易被病痛吓倒。

直面疾病，勇对疼痛

古人言，**人之所病病疾多，医之所病病道少**。其实真能悟出一些医理，你会发现，中医的道从来都不少，就是执行起来，很多人勇气不够而已。

好比拍打治疗颈肩关节，手脚痹痛，常常都是立竿见效的。这个道教给患者时，患者却常畏苦畏痛畏麻烦，不能坚持去做。所以才把病养着，痛苦多多。

他们以为拍打按摩，舒舒服服就好，然而要治好病痛，更多时候不能图舒服，要有吃苦头的勇气。当勇则勇，当你把勇气调动出来时，疾病都退却三分。所谓**狭路相逢勇者胜**，这句话在患者面对疾病，跟疾病作斗争时，最管用不过了。

我们天天看到那么多患者，有些病痛它并不重，却长时间缠绵难愈。一看这些患者很多是养尊处优，畏惧病痛的。

老师常叫他们在药房里面，大声喊自己的名字，他们都害怕喊不出来。其实老师就是想调动他们的勇气。

老师常跟他们说，你们只要大胆地吼出来，你们的病都好了三成。可这些患者还是叫不出自己的名字，可见心胆虚怯到何种地步。

俗话说，**老实胆小的人，总容易受人欺负**。人的勇怯跟发病也有很大关系。《黄帝内经》说，**勇者气行则已，怯者著而为病**。

同样一场流感过来，果敢勇猛的人，他的气内通外达，邪不能害。而心虚胆怯之人，中焦郁滞不通，不能决断，邪气乘虚而入，发而为病。

苍术、羌活激发彪悍之气

一般流感最常见的就是这种证型，内有肝脾郁滞不通，胆胃不降，外有风寒束表。所以老师用小柴胡加上枳壳、桔梗、木香，配上苍术、羌活之类，把肝胆之气调动起来。

而苍术气味雄烈，辟邪恶气，性子最勇。羌活乃风药之悍将，什么叫做悍？就好像士兵里面最敢往前冲风陷阵的，在人体而言，它就是布于肌表外层的卫气。

羌活、苍术这些药物一进入体内，身体气血就好比突然得到飞龙虎将的帮助一样，彪悍起来。这样风寒可祛，里气可通，疾病可愈。

故《药鉴》上称**羌活能散肌表八风之邪，利周身百节之痛**。这句话说得真好，把羌活勇敢彪悍之气表露无遗，这也是不少医家很赏识羌活的原因。老师不单用羌活来解表散寒，还用羌活来调动身体的升发之气。同时也用羌活、苍术之类的药来把患者的勇气调动出来。

人的**正气为勇，邪气为怯**。现在很多人养尊处优，缺乏劳作，卫气就不够彪悍，人也不够果敢，意志也极为脆弱。所以一方面医生要用一些调动勇气的药，另一方面患者还需要增强心理素质，认识到勇怯对疾病转归的重要意义。这样就能真正从骨头里面往外透出坚强来。

小病小痛，拍打按摩，也不是图个舒服享受。该雷厉风行时，还要雷厉风行，不能养虎为患。《论语》上说，**勇者无惧**。这句话不仅是对面临人生挫折的人的鼓励，同时更是对身处病苦的人的一种激励。有此勇，则治病希望更大。

> 拍打与按摩，舒舒服服过。
> 自己害怕痛，不肯下狠手。
> 迟迟不会好，手麻仍难受。
> 只因太怯懦，养尊又处优。
> 如同养老虎，最终反遗祸。
> 好比战场上，有勇又有谋。
> 谋则医胜病，勇则邪气走。
> 医患如将士，疾病何处躲。

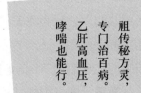

祖传秘方灵,
专门治百病。
乙肝高血压,
哮喘也能行。

85 | 祖传秘方,
包治百病

🔖 祖传秘方多古方

一个高血压的患者,拿了一张方子来问老师,说这方子能治三高,是一个民间郎中的祖传秘方,看看可不可以服用。

老师一看笑着说,高血压病在中国真正多发起来,就这几十年,而且中医里头也没有高血压这种说法,又何来祖传之说呢?

这些方子挂上祖传的招牌,说是用中医中药,其实是在忽悠人。

确实,现在打祖传秘方,包治百病的招牌卖药赚钱的人不少,里面也鱼龙混杂,有些是真有料的。为什么大家都喜欢祖传秘方呢?一听到就两眼发光,心中有依靠,其实很多所谓的祖传秘方,都是一些常规的中医古籍上的方子。

老师就讲他以前在药厂上班时,药厂搞了个活动,收集各类祖传秘方,开发研究,有不少人家都有这祖传秘方,为了合作,他们就先告诉药厂药味,不告诉里面的剂量配比,而药厂也先论证一下,看组方是不是合理,然后再考虑合作。

但结果发现,大部分祖传秘方,在百度上一查,古书上一搜,都是有出处的。说是祖传的,也并不全是祖传。说不是祖传的,但它又确实是中国古代中医的经验结晶。

为什么不直接说是古方呢?因为一说就不值半文钱了,一披上这神秘的祖传色彩,方子的附加值就增高了。但不论怎么样,对治疗某些病有效果,这是方子能流传的原因。但方子也有方子的局限,这世上并没有包治百病的万金油方。

很多人在看了一些古籍后，觉得某些单方效果不错，临床上又验证了，往下面一代一传，就是祖传秘方了。

🔥 激素有效，粉饰太平

在农村，治疗小儿骨折很简单，把药配好后，将一只小鸡捣烂与药混合调敷，还有的大夫把螃蟹的壳捣进去，这些都是不值钱的东西，但非常有效。

我们学医，自己要有个心态，听了祖传秘方，没必要就激动得两眼放光。这观念要转变，书本上看到的，都是好方，都是秘方，都是老祖宗的东西。所谓祖传秘方，其实就是说给那些不爱花时间去看医书研古籍的人听的。真正要治病，我们还不能有这秘方思想，要辨证论治。但某些单方验方，确实疗效非凡，也不要一棍子打死。

从患者角度来看，也要擦亮双眼。以前有个退伍军人，在部队卫生室里当医护人员，退休回老家，想要赚赚钱，就跑到一个地方，称善治疗癌痛，遇到癌症的患者，他说他有祖传秘方，其实就是把止痛片研粉来给患者吃。患者吃后疼痛稍缓就信他。他买来时，一片药才几分钱，卖出去就卖到十来块。这样几十块钱的药，就可以赚来上万块钱。

所以作为一个患者在选择医生的时候，也要留心。以前有些地方的人治哮喘，很多都用激素加麻黄碱。这道理很简单，刚开始抑制住了发病，后来却越来越重，不可收拾。老百姓常常只看到这秘方的当下效果，没想到后果。人的病痛就是在正邪交争，还没有打仗，就撤兵，看似一片太平，没有战火，其实敌人已经悄悄地往脏腑深层次移动，所以患者吃激素吃到最后，彻底都没救了。

所以说，祖传秘方，我们要谨慎对待，不能让这个幌子来忽悠人，当然也不让别人来忽悠我们。不要让求医心切的人陷进去，要让患者对疾病有全面清晰的认识。

祖传秘方灵，专门治百病。

乙肝高血压，哮喘也能行。

有人被骗钱，有人赔了命。

病急乱投医，皆因看不清。

把心静一静，方才搞得明。

不做草莽汉，服药须清醒。

86 | 旅游看病,
一举两得

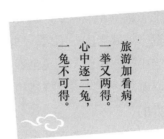

旅游加看病,
一举又两得。
心中逐二兔,
一兔不可得。

🪔 心中逐二兔,一兔不可得

来任之堂看病的人,很多患者会问,武当山怎么去啊,龙泉寺怎么走,附近有什么好的旅游区没有,去丹江口水库好不好玩,游神农架要多少天?

老师听到这样的问题,就摇头说,你们是来看病的,还是来旅游的?

他们很多都会回答说,这任之堂既然在武当山附近,来看病当然要到武当山去旅游,这样旅游看病,一举两得。

老师说,**看病是看病,旅游是旅游,心中逐二兔,一兔不可得。**你们大老远跑过来看病,安安心心把病看好就行。旅游让你们的心气浮躁,身体疲劳,看病是要你心气平和,静养身子,它们是相冲的。你们不要想一举两得的事,要是能把一件事干好就很不错了。

老师为何反对旅游看病呢?因为在任之堂见过不少患者,因为旅游反而把身体搞得很劳累,让疾病加重。

患者说,医生,你不是叫我们去爬山吗?旅游不是能很好地爬山吗?

老师说,叫你们爬山没有错,山在这周围附近,四处都有,没叫你们舟车劳顿,冲着名山去看名头。**你们一边大脑拼命地想问题,要看哪个景点好,一边要拼命地爬台阶,这不叫锻炼,而叫劳累。**所以拿旅游的心态去爬山,这都不是真正意义上对身体有好处的锻炼。

🪔 莫让旅游劳复病

有一个腰椎间盘突出的患者,他痛得不能转侧,好不容易坐火车来到任之堂。治疗腰突引起的坐骨神经痛，也是任之堂的拿手戏。**党参、猪鞭方一下去，三剂药吃完，腰痛立马减轻大半**。走起路来，也不用那样战战兢兢，小心翼翼。

他把病调得差不多了，就想到好不容易来一趟湖北，在走之前，我就应该去好好逛一趟武当山。结果，他就自个儿去武当山了。

武当山门票也贵，他见坐索道收费也高，便决定从南岩爬到金顶去。一天之内就必须赶个来回，这样钱也省下了，沿途的风景也能一一领略到，这算盘打得挺好的。

结果，爬上金顶时，还没觉得有多累，下山后，腰痛加重，比刚来时还难受，整个晚上都没法入睡。

本来是决定开开心心回去的，他很郁闷，又来找老师说，腰痛加重了。

老师问他，有没有生气，有没有抬重物，有没有劳累？

他说，昨天去爬了武当山就不行了。

老师说，你这身体怎么能爬武当山呢？久行伤筋，久立伤骨，你是好了疮疤忘了痛，你们大老远跑过来看病，不是跑过来旅游。你们的病看起来都很复杂，其实都不复杂，是你们的欲望太多，心静不下来。身体刚刚恢复，所有欲望都来了，你要把心静下来，治病就单纯了。你心性收不住，即使帮你调整过来，你又会把身体再次搞坏。

腰椎间盘突出，我们常把它当成伤科来治疗，用一些川断、骨碎补、杜仲、寄生、乳香、没药，这些接筋续骨，补益肝肾，活血化瘀的药，目的是让损伤处瘀去新生，经络复苏，这复苏的经络，它需要静养。

好比有些受伤的皮肤，你即使上了药，也不能老去动它，一去动它，它再裂开来，反反复复都好不了，本身伤口的修复，就需要十天半个月。

又比如，重一点的骨折，为什么复位过后，还要打石膏，卧床静养一个月左右呢？目的是让新的肉芽组织长出来，经络慢慢去修复。如果这时再扭伤了，伤上加伤，那将来恢复就更难，而且容易留下后遗症。

❀ 养病如养花

病的治疗都有一个修复的过程，如果不断地打断这个修复过程，病的痊愈就遥遥无期。好比我们种兰花，为什么山中种的兰花，越长越好看，为什么把兰花移植到家里来时，经常搬出搬入，最终却把兰花种死了？

善于培养花木的园丁，都知道刚移植的花草，你浇水松土后，就不应该再去扰动它。如果今天玩玩它叶子，明天摇摇它枝干，这花草就长不好。

人体疾病的修复，跟种植花木何其相似。就像腰椎间盘突出，我们要疏通经络，消除瘀血，然后让气血慢慢新生。这都需要一个时间的过程。

不懂的人，还四处奔波，就好比刚移植好的花木，你老去摇其根，挪其盆，捡其枝，玩其叶。这样没有能够得偿所愿的。

不少患者，全国跑遍，到处寻访名医，都没将自己身体治好，因为从来没有真正平静身心来疗伤愈病，疾病康复得刚刚有点起色，他就又想上网熬夜，又想到处玩玩，更想炒股票把生意做更大，完全忽视了这个治病就是一个养伤的过程，你不养它，它怎么能好？

如同花儿你要呵护它，不要折腾它，折腾它，它怎么能生长得好呢？所以说，**到底是疾病将天下不少名医难倒，还是心猿意马的患者，不断地将自己身体折腾坏呢？这都是一个让人深思的问题。**

🔥 奕秋教棋的故事

所以说，是旅游看病，一举两得呢？还是专心看病，收摄身心，只把一件事干好？

小学时，我们学过奕秋教棋的故事。天下最厉害的棋师叫奕秋，他同时教两个学生下棋，一个学生专心致志，一个学生心猿意马，表面看似在下棋，实则心飘到野外去打鸟游玩了。结果专心致志的学生，很快就成为棋中高手，心猿意马的学生还是学无所获。这是奕秋不善教，还是学生不善学呢？

一个人想着一举两得甚至多得的事，想看病，想旅游，想打麻将，想炒股票，什么都想，最终什么都搞不好。**人会生病，生病就是在踩刹车，叫你减少欲望，减轻消耗，把关注外界的精神，回收到身体修复上来。**可很多人并没有接收到这个信息，所以一直都在病苦的泥潭中不能自拔。

> 旅游加看病，一举又两得。
>
> 心中逐二兔，一兔不可得。
>
> 康复需调养，腰突似骨折。

好比移花木，根土要相合。

今天摇其叶，明天动其枝。

生长无多时，眼见它凋死。

养病如养花，折腾不明智。

养病如学棋，贵在专心志。

心猿又意马，名医也难医。

身心要收摄，痊愈可指日。

古代汉书上记载了一个曲突徙薪的故事。

有一户人家，建了一幢房子，街坊邻居皆来祝贺，大家都说这个房子很好，主人非常高兴。

但有一个客人却诚心诚意地跟主人提出忠告说，你家厨房里的烟囱直通上去，这样灶膛跟烟囱之间，没有一段弯曲的距离，容易引起火灾，最好改一改就安全了。而且你这灶门前堆了这么多柴，离火源太近了，很危险，应该搬远一点好。

主人听了后，以为客人是在揭他的短处，出他的洋相，尽说些不吉利的话，心里不高兴，便不把这些忠告当回事。

过了几天后，这房子果然因为厨房的问题而着火了，街坊邻居没有不拼命帮他救火的，终于把火扑灭了。

主人为了答谢救火的人，便摆了最丰盛的宴席，把在救火过程中忙得焦头烂额的人，请到上座，唯独没有请那位提出忠告的人。

这就是《汉书》上所说的："曲突徙薪无恩泽，焦头烂额为上客。"

人的身子如同这房子，你善于护养，就不容易出问题，任何疾病就像火苗一样，它燃烧起来是有原因的。

《黄帝内经》说，上工治未病，上工救未萌。

医生给出的很多饮食生活禁忌，就如同忠告，听起来看似有些严肃，但这些忠告却不是在禁欲，也不是戒律，它是一条条保护患者和弱者的篱笆，就像根基尚浅的小树苗，容易被风吹倒，你给它树立一些杆子，它依附那杆子生长，等强大起来后，就不需要这些杆子了。

人也是这样，身体弱的时候，需要守住不少禁忌，这些禁忌就像帮助生病体弱的人通向健康彼岸的船，如果你身柔体差，身在河中央，切不可抛开这些禁忌不管，到时候不仅渡不了河，还会把自己淹了。

有个荨麻疹的患者，在医院住了将近半个月，不仅没治好，反而发得更厉害。而且严重影响睡眠，心烦气躁，睡不着，瘙痒更加重。

老师问她，平时怕不怕风？

她说怕。

又问她，晚上吹不吹空调？

她说吹。

老师便跟她说，你这病把空调戒了，就好得快。

她说，不吹空调更睡不着觉啊！

老师说，你脉浮紧，是长期受风寒，郁在肌表不解引起的。你这病中医叫做风团，这病名就是告诉你坐卧不要当风。你这既不是过敏，也不是失眠，不可当成这些病来治。这是身体有郁热，要透出来，出不来才作痒。《伤寒论》上说，面色凡有热色者，未欲解也，以其不得小汗出，身必痒。以桂枝麻黄各半汤。

结果，患者听老师说后，晚上把空调关了，老师只给她开了三剂桂枝麻黄各半汤，发了三天的小汗，不单身痒消失，而且没用空调，睡眠也沉了。

患者这才知道老师跟她说"坐卧不当风"的道理，本身她这荨麻疹身痒加上烦躁，就是受风不解引起的。晚上还继续吹冷风，这病就没有好转的趋势。一旦把这生活误区纠正过来，患者把忠告听进去，几天就把病治好了。

还有一些小孩子感冒发烧过后，反复咳嗽，半夜加重，一个多月久久不愈的烧虽退了，却留下咳嗽的尾巴。这样的案例，在生活中非常多见。

十堰当地有个小女孩，她每两三个月都要发烧一次，医院一打完吊瓶，烧退了，立马就咳嗽，不咳个十天半个月，都不会好，父母也习以为常了，几年来都是这样。

有一次他们带着咳嗽的小女孩来任之堂，老师一看小女孩舌苔水滑，舌根部厚腻，随口便跟他们说道，这病好治，但不要给孩子吃水果、牛奶跟鸡蛋。

父母不解地问，刚生完病后，身体弱不是要多补补吗？

老师说，身体越弱，虚不受补，一补就堵住了，中焦脾胃堵住，土不生金，她就反复咳嗽，留下这后遗症。所以孩子不仅不能吃多，还要吃得清淡、吃少。《黄帝内经》上说，病热少愈，食肉则复。多食则遗，此其禁也。

这是指疾病刚刚好，消化功能尚微弱，稍微吃多点肉，还有难消化之品，堵在肠胃里，就会让旧病复发，或留下其他病痛后遗症。所以要注意守好口，要有这些饮食禁忌的意识。

结果老师只给她开了几剂消食化积顺气的药，一吃就好了。她父母后来再来看病时说，也想不到孩子好得这么快，以前不咳个十天半个月绝对好不了。现在不但好了，而且胃口气色精神都比以前更好。我现在也听余老师的，小孩子只给她吃到七分饱，不再给她吃太多零食了，现在几个月都不怎么感冒发烧了，身体比以前胖多了。

老师笑着说，这些饮食禁忌，其实就是小孩子的保护伞，是对大人们的忠告，像保护小树苗的杆子，他们如果听进去，很多疾病根本就不会发生。

那个曲突徙薪的故事还没说完。

后来，有人提醒主人说，你把帮助救火的人都请来了，为什么不请那位建议你改修烟囱，搬开稻草的人呢？如果你当初听了那个人的忠告，就不会发生这场火灾了。

主人听后才幡然醒悟，连忙去把那位当初提出忠告的客人请过来。

——忠告即禁忌也。

我们看《伤寒论》上说，对于生病的人，要禁生冷、黏滑、肉面、五辛、酒酪、臭恶等物。

或许有人要问，是不是每个病都要守这么多禁忌啊？张仲景在后面条文中，其实说到了"余如桂枝法将息即禁忌"，或说"将息如前法"。这些禁忌不单对风寒感冒有用，对广泛的疾病都有指导意义。像这些饮食禁忌，不外乎就是要保护你的胃气，从这禁忌看来，就知道张仲景是多么重视人体的胃气。你胃气保护得好，疾病就恢复得快。

有患者又说，守这么多禁忌，好像压力很大一样，这样不反而成为包袱了吗？

老师笑着说，当你以随和的心态去看时就不一样了，你明明胃寒胃痛，自然就会去回避生冷难消化之物，因为你吃后都难受。所以这些禁忌跟忠告，会成为你的自觉反应，就像曲突徙薪的故事一样，既然遭遇过一次火灾，难道还会让它发生第二次第三次吗？所以忠告跟禁忌，并不是别人来约束你的，更不是你的压力跟包袱。像心脏病的患者，他稍微多吃点水果，背心凉，晚上绞痛就厉害，这些老人自动都会去回避，你给他买，他还不吃呢。

这些忠告禁忌说白了，是让人们从自身上去找原因。熬夜会加重腰酸，长期上网会使眼花加重，不出去外面锻炼爬山，人会更烦躁，老爱发脾气，当你明白这些道理时，你就接受忠告，按照忠告要求的去做，人就会过上一种更轻松快乐舒适的生活，所以没必要太拘谨。

水果、鸡蛋、牛奶，偶尔吃吃，也没什么问题，身体自己也会去调节，但绝不是像很多患者一样，规定自己每天必须喝多少牛奶，吃多少鸡蛋，买一大堆水果放冰箱里，当成主食来吃。

中国人本身千百年来就是以五谷为养的，而不是以零食水果为养。

大家没必要把忠告或禁忌看得过死，当你身体好时，偶尔吃一些顺应季节的当地的水果，这都无关紧要。即便吃了后，稍有不舒服，拉肚子，气胀，这都不是什么大事，没必要惊慌，下次少吃就是了。对于懂养生的人来说，他面对这种情况，就会用一些锻炼运动之法去化解，比如跺跺脚，撞撞背，拍拍经络。这就是古书上记载华佗创五禽戏的道理，即"体有不适，起一禽之戏，怡然汗出，病气若失"。

张仲景也提到，身体稍有不适，即导引吐纳，不要令九窍、汗孔闭塞，邪气自然会被赶跑。

问题是现在很多人天天吃了冷饮、水果，又待在空调房受寒，而且没有掌握什么导引锻炼之法，也很少出去晒太阳运动发汗，所以才导致邪气进得来，却出不去。久而久之，身体就越发难受，病痛就越多。

为何老师每天都要提出那么多忠告禁忌，因为现在生病的人群，他们不仅身体上有病痛，而且生活上有很多误区，认识上有很多偏见。这些偏见又使他们对忠告视若无睹，对禁忌听若罔闻。

老师才有感于一口难劝四方，便用这一年多的时间，从临床里头，发掘养生上的误区，叫我们记录书写下来，每一误区背后都有医生的医嘱，即真诚的忠告。

为何会有这么多禁忌，为何会有如此多忠告？

老师说，这些禁忌忠告的产生，都是因为人们自身欲望太多导致的。**《清静经》上说，夫人神好清而心扰之，人心好静而欲牵之，常能遣其欲而心自静，澄其心而神自清。又说，人能常清静，天地悉皆归。**

现代人普遍都是脑袋里想要的太多，而真正身体需要的却不多。鸟巢山林，不过一枝。偃鼠饮河，不过满腹。如果真是身体饥思食渴思饮需要的，那适当满足这些需要当然有好处。如果都不是身体真需要的，比如本来就有子宫肌瘤、痛经、肚子凉飕飕的，却为了爱美穿短裙，为了嘴馋看到雪糕就非吃不可，为了图个凉爽，把空调开到十多度，这就是人的欲望的问题了。

《菜根谭》上说，人生减省一分，便超脱一分，如交游减便免纷扰，言语减便寡愆尤，思虑减则精神不耗，聪明减则混沌可完，彼不求日减而求日增者，真桎梏此生哉！

这就是老师常劝患者不要思虑过度的道理，这里说的就是**人生要善于做减法，对纷繁杂乱的欲望要能够说不！**活得越简单质朴，便越快乐。

不然欲望是无穷的，你身体承受却是有限的，你拿无穷的欲望，不断地加在有限的身体上，这就像螳臂挡不了车，花儿经不起摧折一样。在**这个物欲横流，金钱至上的时代里，人更需要自律**，如果人能够清静自律，那就不需要太多禁忌了。

不然一味地求快感，就容易出事，好像高速公路上为何要限速，这就是在限制开车者图一时之快的欲望啊，只有安全才是至上的，只有健康才是最美的。

所以我们医生对患者最大的忠告就是——减少欲望，回归自然。

回归到更健康更质朴的生活中去！正如《黄帝内经》上所说的：

是以志闲而少欲，心安而不惧，形劳而不倦，气从以顺，各从其欲，皆得所愿。故美其食，任其服，乐其俗，高下不相慕，其民故曰朴。是以嗜欲不能劳其目，淫邪不能惑其心，愚智贤不肖不惧于物，故合于道。所以能年皆度百岁而动作不衰者，以其德全不危也。

86

生活的忠告